Gastronomia hospitalar:
conceitos e técnicas para implantação

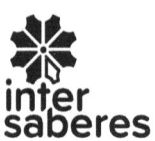

Ana Paula Garcia Fernandes dos Santos
Alisson David Silva

Gastronomia hospitalar:
conceitos e técnicas para implantação

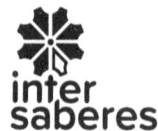

Rua Clara Vendramin, 58 . Mossunguê . CEP 81200-170
Curitiba . PR . Brasil . Fone: (41) 2106-4170
www.intersaberes.com . editora@intersaberes.com

Conselho editorial
Dr. Alexandre Coutinho Pagliarini
Dr.ª Elena Godoy
Dr. Neri dos Santos
M.ª Maria Lúcia Prado Sabatella

Editora-chefe
Lindsay Azambuja

Gerente editorial
Ariadne Nunes Wenger

Assistente editorial
Daniela Viroli Pereira Pinto

Preparação de originais
Luciane Gomide

Edição de texto
Arte e Texto Edição e Revisão de Textos
Millefoglie Serviços de Edição
Monique Francis Fagundes Gonçalves

Capa
Charles L. da Silva (*design*)
Roman Zaiets, YAKOBCHUK
VIACHESLAV e Marcos Pereira Photo/
Shutterstock (imagem)

Projeto gráfico
Charles L. da Silva (*design*)
Iryn/Shutterstock (imagem)

Diagramação
Cassiano Darela

***Designer* responsável**
Sílvio Gabriel Spannenberg

Iconografia
Regina Claudia Cruz Prestes

Dados Internacionais de Catalogação na Publicação (CIP)
(Câmara Brasileira do Livro, SP, Brasil)

Santos, Ana Paula Garcia Fernandes dos
   Gastronomia hospitalar : conceitos e técnicas para implantação / Ana Paula Garcia Fernandes dos Santos, Alisson David Silva. -- Curitiba, PR : InterSaberes, 2025.

   Bibliografia.
   ISBN 978-85-227-0848-2

   1. Alimentos - Aspectos da saúde 2. Gastronomia 3. Hospitais - Gastronomia 4. Hospitais - Serviços de alimentação I. Silva, Alisson David. II. Título.

24-232538   CDD-362.176

Índices para catálogo sistemático:
1. Gastronomia hospitalar : Serviços de nutrição : Bem-estar social 362.176

Cibele Maria Dias - Bibliotecária - CRB-8/9427

1ª edição, 2025.
Foi feito o depósito legal.
Informamos que é de inteira responsabilidade dos autores a emissão de conceitos.
Nenhuma parte desta publicação poderá ser reproduzida por qualquer meio ou forma sem a prévia autorização da Editora InterSaberes.
A violação dos direitos autorais é crime estabelecido na Lei n. 9.610/1998 e punido pelo art. 184 do Código Penal.

Sumário

Apresentação, **7**
Como aproveitar ao máximo este livro, **11**

Capítulo 1
Contextualização da gastronomia hospitalar, 15

1.1 Introdução à gastronomia hospitalar, **17**
1.2 Hotelaria hospitalar, **19**
1.3 A gastronomia no contexto da hotelaria hospitalar, **23**

Capítulo 2
Gestão do Serviço de Nutrição e Dietética (SND), 35

2.1 O que são as Unidades de Alimentação e Nutrição (UANs) hospitalares?, **37**
2.2 Brigada de cozinha em ambiente hospitalar, **77**
2.3 Implantação do serviço de gastronomia hospitalar, **80**

Capítulo 3
Dietas hospitalares, 87

3.1 A importância da dietoterapia, **89**

Capítulo 4
Desenvolvimento de cardápios, 107

4.1 Introdução aos cardápios, **109**
4.2 Planejamento de cardápios para indivíduos, **113**
4.3 Fundamentos dos cardápios, **115**
4.4 Análise qualitativa do cardápio, **119**
4.5 Receituário, **123**

4.6 Nomenclatura dos pratos, **126**
4.7 Horário das refeições, **127**
4.8 Empratamento, **128**
4.9 Exemplos de cardápios, **130**

Capítulo 5
Aplicação de técnicas gastronômicas, 139

5.1 Unindo a dietoterapia com a gastronomia, **141**
5.2 Técnicas gastronômicas, **141**

Considerações finais, **161**
Lista de siglas, **163**
Referências, **165**
Respostas, **173**
Sobre os autores, **183**

Apresentação

Com imensa satisfação, apresentamos esta obra com o objetivo de auxiliar na melhoria da alimentação oferecida em hospitais e instituições de saúde, visando à recuperação e ao bem-estar dos pacientes. Reconhece-se amplamente que uma nutrição adequada contribui para a recuperação dos pacientes durante a hospitalização. Nesse contexto, a gastronomia hospitalar surge como uma abordagem interdisciplinar que integra conhecimentos de nutrição e gastronomia, proporcionando refeições saudáveis, saborosas e atraentes para os pacientes.

Com este livro, buscamos fornecer informações valiosas sobre técnicas, estratégias e práticas relacionadas à gastronomia hospitalar. Abordamos temas como a importância dos alimentos, o papel dos profissionais envolvidos na preparação das refeições, a humanização no ambiente hospitalar e a inclusão de sabores reconfortantes.

Esperamos que esta obra seja uma referência útil para os profissionais das áreas de saúde, gastronomia, nutrição e hotelaria hospitalar, auxiliando na implementação de práticas que melhorem a qualidade da alimentação em hospitais e contribuam para a recuperação dos pacientes. Acreditamos que a gastronomia hospitalar pode auxiliar no cuidado e na experiência do paciente, tornando a estadia no hospital mais agradável.

Nosso propósito é oferecer informações e diretrizes tanto para profissionais de nutrição e gastronomia que trabalham na área da saúde quanto para estudantes e pesquisadores interessados em aprofundar seus conhecimentos nesse campo. Para tanto, serão explorados diversos tópicos relevantes, como as necessidades nutricionais dos pacientes, a aplicação de técnicas gastronômicas na dietoterapia, e a humanização no contexto hospitalar.

No Capítulo 1, comentaremos os principais conceitos da gastronomia hospitalar, compreendendo sua importância e relevância na promoção da recuperação e do bem-estar dos pacientes. Analisaremos a conexão entre nutrição e gastronomia, explorando como esses dois campos se integram na oferta de refeições saudáveis, saborosas e atrativas para aqueles que estão sob cuidados médicos.

No Capítulo 2, direcionaremos nossa atenção para a gestão do Serviço de Nutrição e Dietética (SND) nos hospitais. Exploraremos as estratégias e práticas essenciais para garantir a eficiência e a qualidade no fornecimento de alimentação hospitalar. Abordaremos temas como planejamento de cardápios, gestão de estoques e controle de qualidade, com ênfase em uma abordagem sistemática e integrada para atender às demandas nutricionais dos pacientes.

No Capítulo 3, trataremos das dietas hospitalares e suas diferenciações. Examinaremos as necessidades nutricionais distintas dos pacientes em diferentes condições de saúde, compreendendo as especificidades de cada dieta e sua aplicação prática. Discutiremos aspectos como restrições alimentares, adaptação de texturas e modificações dietéticas para atender às necessidades individuais dos pacientes.

No Capítulo 4, concentraremos nossos esforços no desenvolvimento de cardápios aplicados para o ambiente hospitalar. Exploraremos estratégias para criar cardápios equilibrados e atrativos, levando em consideração as restrições dietéticas e as preferências individuais dos pacientes. Abordaremos também a importância de garantir variedade, qualidade nutricional e segurança alimentar no processo de elaboração dos cardápios hospitalares.

No Capítulo 5, abordaremos a aplicação de técnicas gastronômicas no ambiente hospitalar. Explicaremos como aplicar princípios da gastronomia tradicional e técnicas culinárias inovadoras para criar pratos atraentes e saborosos, sempre com atenção às restrições dietéticas e às necessidades clínicas dos pacientes. Destacaremos a importância de aliar estética e paladar na gastronomia hospitalar, promovendo uma experiência alimentar agradável e contribuindo para a melhoria do estado nutricional dos pacientes.

Encerramos esta apresentação expressando nossa gratidão aos autores utilizados como referência nesta obra, por compartilharem seus conhecimentos e suas experiências, tornando este livro factível. Esperamos que este conteúdo lhe proporcione um aprofundamento nos temas abordados, servindo como uma ferramenta essencial para o estudo e o trabalho.

Boa leitura!

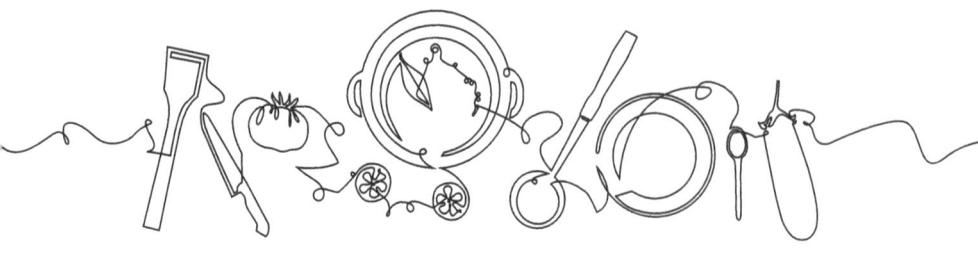

Como aproveitar ao máximo este livro

Empregamos nesta obra recursos que visam enriquecer seu aprendizado, facilitar a compreensão dos conteúdos e tornar a leitura mais dinâmica. Conheça a seguir cada uma dessas ferramentas e saiba como elas estão distribuídas no decorrer deste livro para bem aproveitá-las.

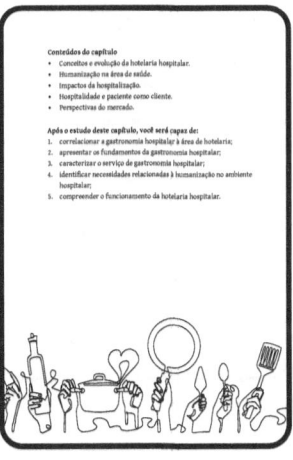

Conteúdos do capítulo

Logo na abertura do capítulo, relacionamos os conteúdos que nele serão abordados.

Após o estudo deste capítulo, você será capaz de:

Antes de iniciarmos nossa abordagem, listamos as habilidades trabalhadas no capítulo e os conhecimentos que você assimilará no decorrer do texto.

Síntese

Ao final de cada capítulo, relacionamos as principais informações nele abordadas a fim de que você avalie as conclusões a que chegou, confirmando-as ou redefinindo-as.

Para saber mais

Sugerimos a leitura de diferentes conteúdos digitais e impressos para que você aprofunde sua aprendizagem e siga buscando conhecimento.

Questões para reflexão

Ao propor estas questões, pretendemos estimular sua reflexão crítica sobre temas que ampliam a discussão dos conteúdos tratados no capítulo, contemplando ideias e experiências que podem ser compartilhadas com seus pares.

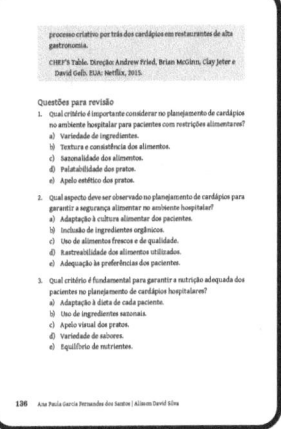

Questões para revisão

Ao realizar estas atividades, você poderá rever os principais conceitos analisados. Ao final do livro, disponibilizamos as respostas às questões para a verificação de sua aprendizagem.

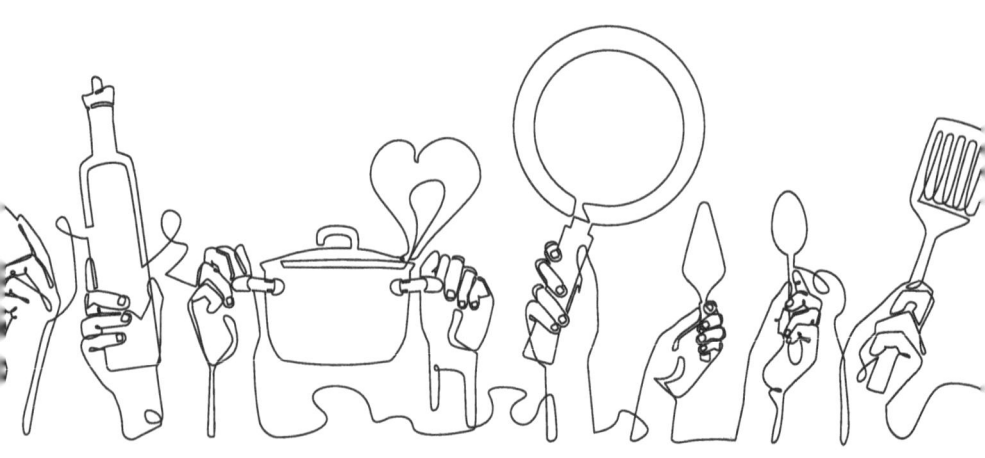

Capítulo 1

Contextualização da gastronomia hospitalar

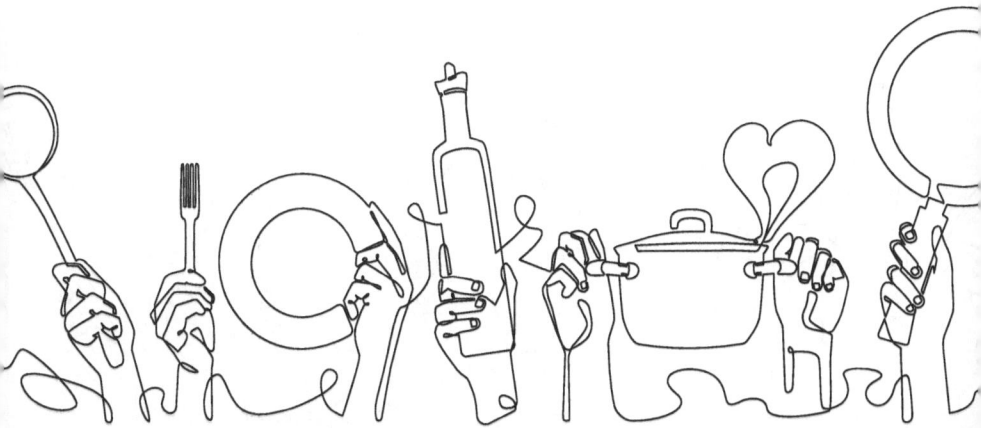

Conteúdos do capítulo
- Conceitos e evolução da hotelaria hospitalar.
- Humanização na área de saúde.
- Impactos da hospitalização.
- Hospitalidade e paciente como cliente.
- Perspectivas do mercado.

Após o estudo deste capítulo, você será capaz de:
1. correlacionar a gastronomia hospitalar à área de hotelaria;
2. apresentar os fundamentos da gastronomia hospitalar;
3. caracterizar o serviço de gastronomia hospitalar;
4. identificar necessidades relacionadas à humanização no ambiente hospitalar;
5. compreender o funcionamento da hotelaria hospitalar.

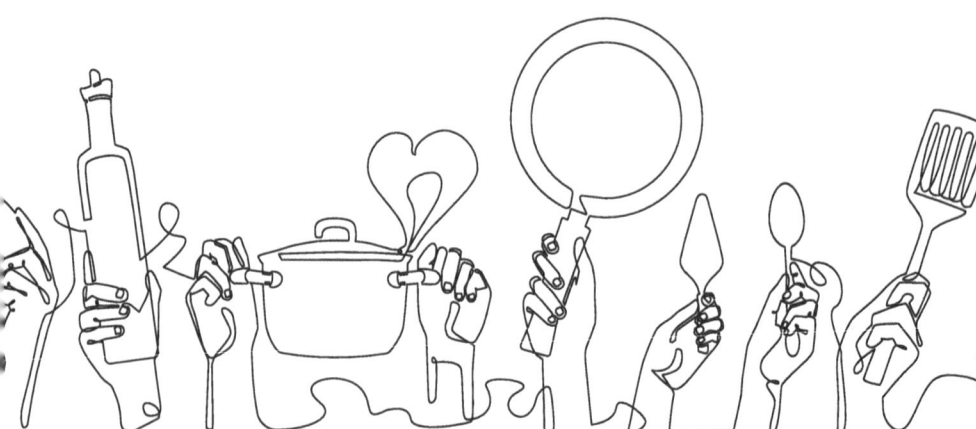

1.1 Introdução à gastronomia hospitalar

Não há forma melhor de iniciar este capítulo do que citando os principais conceitos relativos à saúde e à alimentação, dado que a gastronomia hospitalar terá essas duas representações como base. No que tange à saúde, sua concepção tem uma perspectiva abrangente, não se limitando à ausência de doenças ou deficiências mentais e físicas, conforme definido pela Organização Mundial da Saúde (OMS) em 1948. Pelo contrário, a saúde e o bem-estar são o resultado de uma interação dinâmica entre diversos aspectos – social, físico, mental e espiritual.

A alimentação, por sua vez, ajuda na promoção da saúde e na prevenção de doenças. A qualidade dos alimentos consumidos tem um impacto direto na saúde e no funcionamento do organismo. Nesse sentido, a gastronomia hospitalar visa proporcionar refeições nutritivas, equilibradas e saborosas aos pacientes, considerando suas necessidades específicas e restrições alimentares.

Ao integrar os princípios da saúde e da alimentação, a gastronomia hospitalar busca garantir que a experiência alimentar durante o período de internação seja positiva, contribuindo para a recuperação e o bem-estar dos pacientes. Por meio de técnicas gastronômicas, seleção cuidadosa dos ingredientes e apresentação visual adequada, é possível oferecer refeições que estimulem os sentidos e proporcionem prazer ao paladar.

Portanto, a gastronomia hospitalar transcende a mera alimentação no ambiente hospitalar. Ela busca criar um ambiente acolhedor, em que os pacientes se sintam cuidados e nutridos não apenas física, mas também emocionalmente. Ao considerar a saúde e a alimentação de forma integrada, a gastronomia hospitalar contribui para o cuidado dos pacientes, promovendo uma abordagem holística e melhorando a experiência hospitalar como um todo (Bezerra; Sorpreso, 2016).

Com relação ao alimento, há duas vertentes: na primeira, a ingestão de alimentos é considerada um ato essencialmente nutricional; na segunda, o ato de comer é interpretado como um aspecto social, relacionado a hábitos, costumes, comportamentos, protocolos e situações. Os alimentos e a alimentação carregam consigo uma variedade de significados e têm amplas implicações na vida das pessoas. Além disso, proporcionam prazer ao longo de toda a jornada, desde o nascimento até o fim da vida, e favorecem a manutenção ou a reconstrução da identidade do indivíduo durante a hospitalização (Sousa; Gloria; Cardoso, 2011).

> O alimento é um tema frutífero para explorar os múltiplos significados da globalização, uma vez que expõe a complexidade de um peculiar fenômeno que transcende o aspecto econômico. Apesar das suas claras relações com a cultura local, a religião, o gosto, a tradição, o simbolismo e a identidade, a comida tem sido produzida como uma mercadoria sob as premissas de um sistema e de uma política agroalimentar de caráter global, dominada por corporações agroalimentares transnacionais, o que envolve uma forma legitimada de agrobiopoder e de ameaça à soberania alimentar, além de impactos culturais e socioambientais significativos. (Azevedo, 2017, p. 287)

Portanto, a comida não é apenas um alimento que fornece nutrientes essenciais à saúde e ao bom funcionamento do corpo humano; mais do que isso, ao alimento se associam simbolismos extremamente importantes aos indivíduos e seus familiares. Dessa forma, ao inserir o ato de comer no contexto hospitalar, precisamos compreender a alimentação por outras perspectivas, abrangendo desde a recepção da matéria-prima ao garfo. Após a ingestão, os alimentos fazem emergir impressões e lembranças, discursos e comportamentos alimentares (Klotz-Silva; Prado; Seixas, 2016).

Há, ainda, de se considerar que é crescente a valorização de práticas prazerosas para a promoção da saúde que envolvam a adoção de hábitos de vida saudáveis, sustentáveis e não restritivos, com estímulo ao prazer de comer. Torna-se evidente, portanto, a relevância de combinar a ciência da nutrição, que valoriza o equilíbrio dos nutrientes, a variedade, a quantidade e a qualidade, com a gastronomia, uma área de conhecimento que abrange a arte culinária e proporciona prazer. No contexto hospitalar, a nutrição é crucial no cuidado dos pacientes, pois oferece um serviço de alimentação que fornece suporte nutricional adequado a cada indivíduo, a cada paciente (Ferreira; Guimarães; Marcadenti, 2013).

As unidades de nutrição e dietética dos hospitais são consideradas setores humanizados, nos quais o atendimento individualizado e personalizado é um diferencial importante para a implementação do conceito de gastronomia hospitalar. Nesse contexto, são respeitadas as preferências e aversões alimentares dos pacientes, bem como seus hábitos regionais, sem comprometer o equilíbrio nutricional necessário (Diez-Garcia; Padilha; Sanches, 2012). Detalharemos a seguir os principais conceitos envolvidos na alimentação hospitalar.

1.2 Hotelaria hospitalar

A hotelaria hospitalar é uma área de gestão dedicada a proporcionar um atendimento mais humanizado e confortável para pacientes hospitalizados e seus acompanhantes. Essa área tem a responsabilidade de organizar e gerenciar uma variedade de serviços e atividades, com o objetivo de melhorar a experiência do paciente no ambiente hospitalar. A estrutura organizacional de um hospital é uma das mais complexas entre as instituições de saúde. Essa complexidade decorre da presença de inúmeros processos assistenciais e administrativos, múltiplas linhas de produção simultâneas e fragmentação dos processos de tomada de decisão assistencial, além da presença de uma equipe multiprofissional com alto grau de autonomia (Chaves et al., 2015).

O termo *hotelaria* engloba uma variedade de serviços, como a administração de refeições e alimentação, a higienização e desinfecção dos quartos e instalações hospitalares, a gestão de roupas de cama e banho, a manutenção dos equipamentos, o gerenciamento adequado dos resíduos e a organização de atividades de lazer e entretenimento para pacientes e acompanhantes. Dentre os objetivos, destaca-se tornar o ambiente hospitalar mais acolhedor, humanizado e eficiente, a fim de contribuir para a recuperação do paciente e garantir um atendimento de qualidade e excelência (Cavalcante; Ferreira, 2018).

Eis por que a hotelaria é tão relevante na gestão hospitalar, pois está diretamente relacionada à satisfação dos pacientes e à qualidade dos serviços oferecidos. A abordagem de gestão hospitalar baseada na hotelaria propõe que tanto o paciente quanto seu acompanhante se sintam acolhidos em um ambiente que se assemelhe mais a um hotel do que a um ambiente hospitalar tradicional. Essa transformação é possível devido às mudanças na estrutura física e operacional de um hospital que adota práticas de hotelaria hospitalar. Além disso, a hotelaria hospitalar pode ser definida como a aplicação de técnicas, procedimentos e serviços hoteleiros em hospitais, resultando em benefícios sociais, psicológicos e emocionais para pacientes, familiares e funcionários (Marques; Pinheiro, 2009).

> Os serviços de governança hospitalar estão diretamente voltados para o conforto, segurança e bem-estar do cliente/usuário interno e externo, buscando transformar o ambiente para torná-lo mais acolhedor. Com a implantação desse tipo de serviço, a qualidade e eficiência tornam-se peças relevantes na produção da saúde. (Chaves et al., 2015, p. 1167)

A implantação do serviço de hotelaria nos hospitais tem sido um recurso adotado para complementar o tratamento e a assistência, conciliando o objetivo do hospital com a hotelaria. O investimento no conforto de suas instalações, na infraestrutura, nos serviços e nos treinamentos é um meio de humanizar os serviços voltados para a cura, para a saúde, levando paciente e seu acompanhante a se sentirem como se estivessem hospedados em um hotel, e não nas dependências de um hospital. Cada vez mais a hotelaria vem sendo inserida no corpo organizacional dos hospitais e no agir dos recursos humanos (Ebserh, 2016).

Muitos administradores, médicos e empregados de todos os níveis estão procurando interagir com essa proposta, que, apesar de recente, está ganhando força no meio hospitalar. Ainda, para ter sucesso nesse ramo de hotelaria hospitalar, é preciso que o serviço encante os pacientes e familiares e que ofereça um ambiente agradável e com cores claras, para que possam se sentir confortáveis em meio a pessoas dispostas a trabalhar de forma entusiasmada (Pascoal; Souza, 2021). Em suma, a hotelaria hospitalar é uma área que abrange diversos setores e profissionais que trabalham juntos para oferecer uma experiência de atendimento acolhedora e de qualidade aos pacientes e seus familiares. Alguns dos setores envolvidos na hotelaria podem ser visualizados no Quadro 1.1.

Quadro 1.1 – Setores envolvidos na hotelaria hospitalar

Setor	Responsabilidade
Recepção e atendimento	Acolher os pacientes e seus familiares. Orientar sobre os serviços disponíveis na instituição e direcionar aos setores adequados.
Unidade de alimentação e nutrição	Fornecer refeições equilibradas e personalizadas de acordo com as necessidades nutricionais dos pacientes. Oferecer opções alimentares para acompanhantes e visitantes.
Higienização	Manter a instituição hospitalar em um estado de limpeza e higiene adequados, visando garantir a segurança e o bem-estar tanto dos pacientes quanto dos profissionais de saúde.
Hotelaria/ gerenciamento de resíduos	Assegurar a segurança, o cuidado ambiental e a prevenção de infecções hospitalares.
Manutenção	Assegurar o correto funcionamento dos equipamentos e das instalações, além de promover a segurança e o conforto pacientes e profissionais de saúde.

(continua)

(Quadro 1.1 - conclusão)

Setor	Responsabilidade
Transporte	Transportar pacientes dentro da instituição hospitalar, levando-os de um setor para outro, e oferecer transporte externo para pacientes que precisam se deslocar para exames e procedimentos fora do hospital.
Segurança	Garantir a segurança de pacientes, visitantes e profissionais de saúde, bem como controlar o acesso a áreas restritas dentro da instituição hospitalar.
Apoio	Fornecer serviços de apoio aos pacientes e seus familiares, incluindo assistência social, psicologia, terapia ocupacional, entre outros.

Deve-se considerar, além do conceito de hotelaria, o significado de *hospitalidade*. A hospitalidade pode ser descrita como a interação entre indivíduos baseada em valores de sociabilidade, solidariedade e relações interpessoais harmoniosas, combinadas com cortesia e eficiência nas ações e nos serviços prestados. A hotelaria ou hospitalidade compreende um conjunto de serviços oferecidos aos clientes internos e externos que tem o objetivo de proporcionar assistência, conforto, bem-estar, segurança e qualidade no atendimento. Essa abordagem engloba todas as práticas profissionais presentes nas instituições de saúde (Alves et al., 2019).

Não obstante, a palavra *humanização* também deve ser mencionada nesse contexto. A humanização no contexto hospitalar é uma iniciativa em constante evolução que busca aprimorar o cuidado oferecido aos pacientes e seus familiares, levando em conta não apenas suas necessidades clínicas, mas também aquelas emocionais e sociais. Esse processo envolve a comunicação clara e efetiva com os pacientes, um atendimento acolhedor, respeito à privacidade e garantia de conforto (Rios, 2009).

> A humanização, nesse cenário, pressupõe, essencialmente, uma **mudança de atitudes e comportamentos, por parte dos gestores e dos profissionais**. Mesmo cientes de que todo o trabalho de humanização se dá a partir da equipe e em equipe, esses trabalhadores

ainda apontam a existência de dificuldades nas relações de trabalho, na comunicação e no reconhecimento do papel efetivo de cada um dos integrantes na própria equipe. (Backes; Lunardi Filho; Lunardi, 2006, p. 223, grifo do original)

Fica evidenciado que a hospitalidade e a humanização são termos inseparáveis da gastronomia hospitalar. As novas tendências na área de saúde apontam para a necessidade de transformar a oferta de alimentos em um hospital de modo que ela se assemelhe à experiência em um hotel de alta qualidade. Afinal, a alimentação é fundamental para o bem-estar dos pacientes, não apenas nutrindo o corpo, mas também a alma, confortando-os em momentos de fragilidade. Portanto, a busca por pratos saborosos, apresentação atraente e um serviço acolhedor melhora a qualidade de vida dos pacientes e contribui para uma recuperação mais eficaz, demonstrando que a hospitalidade e a humanização são elementos essenciais na gastronomia hospitalar moderna.

1.3 A gastronomia no contexto da hotelaria hospitalar

A gastronomia hospitalar é a arte de equilibrar as prescrições dietéticas e as restrições alimentares dos pacientes com a criação de refeições saudáveis, nutritivas, atrativas e saborosas, buscando integrar os objetivos dietéticos, clínicos e sensoriais, unindo a nutrição ao prazer gastronômico. Esse campo surgiu da colaboração entre nutricionistas, que buscavam proporcionar uma alimentação mais prazerosa, e *chefs* de cozinha, que enfrentavam o desafio de adaptar as tendências culinárias ao ambiente hospitalar (Silva; Tavares, 2019).

A gastronomia hospitalar tem como propósito superar o estereótipo de que todas as refeições servidas em hospitais são insípidas. Acredita-se que uma alimentação que respeite a terapia nutricional do paciente, quando preparada com cuidado, levando em consideração cortes adequados, combinação precisa de ingredientes e temperos e apresentação e serviço impecáveis, contribui para uma recuperação mais efetiva. Dessa forma, a gastronomia hospitalar une os conhecimentos da nutrição com os da culinária visando elaborar cardápios que atendam às necessidades especiais de cada paciente, com receitas atrativas e bem-apresentadas (Brasil, 2016).

No passado, a alimentação hospitalar foi tratada como uma questão secundária, uma vez que os hospitais eram focados exclusivamente na doença, negligenciando as interações entre o paciente e o ambiente, bem como a influência desse ambiente na recuperação da saúde e no bem-estar. Pouca atenção era dada ao tipo de dieta necessária para cada paciente, às necessidades nutricionais e calóricas adequadas e aos horários corretos de alimentação. Foi a preocupação com o cuidado abrangente do paciente que deu início ao desenvolvimento da nutrição hospitalar (Demário; Sousa; Salles, 2010).

Durante muito tempo, os hospitais eram administrados por pessoas que não tinham conhecimento especializado em nutrição. Em sua origem, muitos hospitais eram mantidos por instituições religiosas, comandados por freiras de diversas ordens. Essas instituições religiosas tinham seus princípios orientando suas práticas, o que justifica o estigma associado à "comida de hospital". Isso resultava em um cuidado restrito em relação a sal, gordura e temperos utilizados na alimentação hospitalar. Somente no final do século XVII é que os hospitais passaram a adotar uma abordagem terapêutica mais completa.

Na década de 1970 cientistas avaliavam a influência da dieta nutricional em pacientes hospitalizados quando descobriram alta incidência de desnutrição em ambientes hospitalares, o que acabava refletindo na mortalidade. Mas os cuidados se voltaram ao tratamento da desnutrição, sem a preocupação com a alimentação servida nas unidades hospitalares (Godoy; Lopes; Garcia, 2007).

Há referências de que o cuidado com a alimentação de doentes acamados tenha se iniciado durante a Guerra da Crimeia, por volta de 1854, com a enfermeira Florence Nightingale, que se preocupava com a alimentação oferecida aos soldados enfermos. As transformações das dietas hospitalares se deram por meio: da análise da necessidade nutricional de cada paciente; da definição e da forma como os pacientes fariam a ingesta dos alimentos; da inclusão de insumos para proporcionar qualidade às refeições; dos cuidados na produção e na distribuição; e da avaliação e do aceite pelos pacientes, que passaram a consumir uma refeição que lembrava o ambiente familiar, uma alimentação caseira. Com o tempo, o surgimento de profissionais especializados e de locais apropriados transformou o setor de alimentação dos hospitais (Riegel et al., 2021).

Desde a Antiguidade, reconhece-se o valor da alimentação para a saúde e a recuperação do indivíduo. Naquele tempo, a dietética era um dos pilares da medicina, ao lado da cirurgia e da farmacologia. Acreditava-se que uma dieta saudável e adequada era baseada na variedade, na personalização, na flexibilidade e na moderação na alimentação, com ênfase em alimentos cozidos e de fácil digestão, especialmente para os doentes. Os médicos exerciam um controle rigoroso sobre a dieta, controlando a quantidade de alimentos consumidos e estabelecendo horários regulares de refeição, com o objetivo de promover a recuperação do paciente e prevenir doenças. Atualmente, a gastronomia hospitalar pode ser vista como uma forma de desafiar os limites e as restrições tradicionalmente associados à dieta hospitalar. A produção e a distribuição da alimentação também passaram por mudanças, incluindo a adaptação do espaço físico e a utilização de novas ferramentas de trabalho (Godoy; Lopes; Garcia, 2007).

As instituições de saúde têm passado por várias mudanças, incluindo a busca pela redução do tempo gasto no serviço de alimentação aos pacientes e do número de funcionários envolvidos na produção das refeições. Além disso, tem ocorrido uma transição do conceito de cozinha hospitalar para serviços de nutrição e dietética, refletindo a tendência de tecnificação do trabalho nas instituições de saúde. Os profissionais que atuam nas cozinhas e copas hospitalares precisam estar tecnicamente preparados para lidar com diferentes especialidades, e há uma maior interdependência entre os diversos profissionais de saúde nos hospitais. Essas mudanças visam aprimorar a eficiência e a qualidade dos serviços de alimentação hospitalar, garantindo uma abordagem mais integrada e especializada no cuidado com a alimentação dos pacientes (Garcia, 2006).

Essas condições, combinadas com uma mentalidade que considera a alimentação hospitalar uma atividade de apoio ao paciente, podem explicar a falta de reconhecimento de sua função terapêutica, assim como a visão predominante do serviço apenas como produtor de refeições. A associação entre alimentação, dietética e saúde como recurso terapêutico remonta à Antiguidade, sendo inicialmente aplicada de maneira empírica e posteriormente respaldada cientificamente. A alimentação hospitalar desempenha quatro funções importantes que, em conjunto, garantem qualidade e bem-estar e contribuem para a recuperação dos pacientes. São elas:
1. nutrição;
2. higiênica;
3. hedônica; e
4. convivial.

A evolução e os avanços em terapêuticas, aliados às ações de hospitalidade e hotelaria, têm promovido maior qualidade de vida e conforto aos pacientes/clientes. Com isso, a nutrição hospitalar e a gastronomia agregam valores que resultam no aprimoramento contínuo da assistência nutricional, na promoção da saúde, do bem-estar e da qualidade de vida, condições importantes para ajudar na recuperação do paciente e reduzir seu tempo de internamento.

Uma vez que o ato de comer envolve múltiplos significados e é influenciado por questões sociais, culturais e comportamentais, o processo de hospitalização pode causar consequências ao estado nutricional dos pacientes. Esses impactos podem atingir tanto o indivíduo quanto a sua família, conforme evidenciado no Quadro 1.2.

Quadro 1.2 – Principais consequências da hospitalização no consumo alimentar dos indivíduos

Impacto negativo	Descrição
Impacto emocional	A internação hospitalar pode representar um momento de grande estresse emocional para o paciente e sua família, em razão de sua preocupação com a saúde do paciente e da incerteza em relação ao futuro. O ambiente hospitalar, as rotinas e os procedimentos médicos podem gerar um desgaste emocional significativo.
Impacto social	A hospitalização pode impactar a vida social do paciente e de sua família, uma vez que é comum que o paciente precise se afastar de suas atividades diárias habituais, como trabalho, escola e lazer. Além disso, restrições nas visitas e nas interações sociais podem ocorrer por causa das normas hospitalares e da condição clínica do paciente.
Impacto financeiro	A internação hospitalar também pode acarretar custos elevados para o paciente e sua família, incluindo despesas com internação, medicamentos, exames e tratamentos. Além disso, o paciente, por causa do tratamento, ou um familiar, para cuidar dele, podem ter de renunciar ao trabalho, resultando em perda de renda.
Impacto na rotina	A hospitalização pode interferir na rotina familiar, exigindo uma reorganização para cuidar do paciente e manter as atividades domésticas e cotidianas.
Impacto na saúde mental	Em casos de internação prolongada ou condições graves de saúde, a hospitalização pode afetar a saúde mental do paciente e de sua família. É comum que o paciente e seus familiares experimentem ansiedade, depressão e estresse pós-traumático durante esse período desafiador.

Fonte: Elaborado com base em Garcia, 2006.

A gastronomia hospitalar é, então, uma estratégia para tornar as refeições mais atrativas e, consequentemente, melhorar a aceitação da dieta por parte dos pacientes. Essa tratativa envolve a união de técnicas gastronômicas com a dietoterapia prescrita pela equipe de nutrição.

É, portanto, uma das áreas de atuação da hotelaria hospitalar. O propósito é oferecer aos pacientes uma alimentação adequada e balanceada, capaz de suprir as necessidades nutricionais do paciente, sempre respeitando as restrições alimentares e preferências individuais.

A forma como as refeições são apresentadas, a variedade de produtos disponíveis e o ambiente físico são os principais fatores que contribuem para a percepção negativa dos usuários e sua atitude com relação às refeições em instituições. Os hospitais são geralmente vistos pelo público como instituições com recursos limitados. Por essa razão, a imagem negativa das refeições hospitalares é amplamente difundida e, portanto, não se relaciona apenas com os alimentos em si.

Para melhorar a aceitabilidade das refeições no ambiente hospitalar, é essencial investir na qualidade da alimentação oferecida. Isso inclui garantir uma seleção adequada de alimentos frescos, saudáveis e saborosos, além de considerar as preferências e necessidades individuais dos pacientes. A apresentação visual dos pratos também é importante, pois uma refeição bem-apresentada e atraente pode despertar o apetite e o interesse dos pacientes.

Além disso, o atendimento nutricional personalizado e a participação ativa do paciente em seu tratamento alimentar e nutricional são essenciais para promover a aceitabilidade das refeições. Ao envolver os pacientes nas decisões relacionadas a sua alimentação, é possível criar um ambiente de maior confiança e engajamento, levando a uma melhor adesão às orientações dietéticas e à melhoria da experiência alimentar.

A qualidade do atendimento hospitalar também está diretamente relacionada à qualidade da alimentação oferecida. É importante que a equipe envolvida no preparo e na distribuição das refeições esteja bem treinada, capacitada e comprometida em oferecer um serviço de qualidade, respeitando as normas de higiene e segurança alimentar.

Dessa forma, ao investir na qualidade da alimentação hospitalar, no atendimento nutricional personalizado e na participação ativa do paciente em seu tratamento alimentar, é possível melhorar significativamente a aceitabilidade das refeições e, consequentemente, a qualidade do atendimento hospitalar como um todo. Isso contribui para o bem-estar dos pacientes, sua recuperação e sua experiência durante o período de internação (Diez-Garcia; Padilha; Sanches, 2012).

A equipe responsável pela gastronomia hospitalar atua no planejamento e na preparação das refeições, levando em consideração as prescrições médicas, o estado clínico do paciente, suas necessidades nutricionais e suas preferências alimentares. Essa equipe colabora estreitamente com a equipe médica e de nutrição para assegurar que a alimentação seja adequada e segura para cada paciente. Além disso, a gastronomia hospitalar busca a qualidade da alimentação, visando oferecer refeições saborosas, visualmente atraentes e que promovam o bem-estar do paciente (Sousa; Gloria; Cardoso, 2011).

Essa atenção à qualidade da alimentação está diretamente ligada à recuperação do paciente e pode contribuir para uma internação mais breve e uma melhor qualidade de vida durante o período hospitalar. Desse modo, a gastronomia hospitalar está intimamente relacionada à hotelaria hospitalar, uma vez que busca proporcionar um atendimento mais humanizado e acolhedor, visando à recuperação do paciente e à satisfação deste e de seus familiares durante todo o processo de hospitalização (Leandro-Merhi et al., 2015).

Assim, a aplicação de estratégias de gastronomia hospitalar tem o fito de mitigar os efeitos das restrições dietéticas, buscando oferecer uma alimentação saudável, nutritiva e sensorialmente atraente aos pacientes, mesmo em um ambiente que geralmente é considerado indesejável. A introdução de técnicas gastronômicas contribui para a aceitação da dieta hospitalar e, consequentemente, melhora o estado nutricional do paciente durante sua internação. Quando a dietoterapia é combinada com refeições que proporcionam prazer ao comer, o paciente se sente acolhido e demonstra maior interesse pela alimentação, o que facilita a adesão à dieta prescrita. O uso de estratégias gastronômicas visa tornar a experiência alimentar no hospital mais agradável, promovendo uma sensação de bem-estar e contribuindo para a melhoria do estado de saúde do paciente (Fischer et al., 2021).

Nesse sentido, a aplicação de técnicas culinárias na gastronomia hospitalar envolve a utilização de diferentes cortes de alimentos, tanto na apresentação visual (como o fracionamento decorativo de vegetais e o corte da carne), quanto na textura final dos pratos. Além disso, são exploradas combinações de cores dos alimentos no prato, promovendo uma maior variedade de ingredientes. A inclusão de especiarias, como salsinha desidratada, manjericão, semente de gergelim, cebola em flocos e mostarda em grão, adiciona sabor e aroma aos pratos.

Essas técnicas culinárias proporcionam refeições mais atrativas e saborosas, visando aumentar a satisfação dos pacientes e melhorar a adesão às dietas prescritas. Ao agregar valor sensorial aos alimentos, a gastronomia hospitalar busca tornar a experiência de alimentação no ambiente hospitalar mais prazerosa e, assim, promover uma maior aceitação da dieta por parte dos pacientes (Demário; Sousa; Salles, 2010).

> Neste âmbito a gastronomia hospitalar surgiu com a finalidade de aperfeiçoar a dieta adequada a cada patologia do paciente, levando em consideração os hábitos alimentares regionais com uma diversidade de ingredientes e utilizando a eficiência das técnicas dietéticas. Nesse contexto, há uma preocupação enorme em agregar prazer no que é produzido e oferecido. A apresentação dos pratos é voltada a [sic] satisfação, ao sabor, assim atendendo as predileções do paciente, com o propósito de viabilizar humanização e tornando as instituições hospitalares mais competitivas ao mercado. (Silva; Silva; Garcia, 2019, p. 4)

Dado o exposto, podemos entender a gastronomia hospitalar como a oferta de uma alimentação adequada e segura aos pacientes hospitalizados. Para isso, ela se baseia emnestes fundamentos:
- nutrição;
- segurança alimentar;
- qualidade;

- humanização; e
- sustentabilidade.

Com relação aos fundamentos listados, a base da gastronomia hospitalar é fornecer uma alimentação que atenda às necessidades nutricionais dos pacientes. Isso envolve a compreensão das diferentes demandas alimentares de pacientes com condições de saúde específicas, como dietas restritas, necessidades calóricas modificadas ou necessidades especiais de nutrientes. Por exemplo, um paciente diabético pode necessitar de refeições com baixo teor de carboidratos e açúcares, ao passo que um paciente em recuperação de cirurgia geralmente demanda refeições ricas em proteínas para promover a cicatrização. A gastronomia hospitalar utiliza conhecimentos de nutrição para desenvolver cardápios que atendam a essas necessidades específicas.

No que tange à segurança alimentar, essa é uma preocupação primordial na gastronomia hospitalar. Os alimentos servidos devem ser preparados e armazenados de acordo com rigorosas normas de higiene e segurança. Isso inclui a manipulação correta dos alimentos, o controle de temperatura e a prevenção de contaminação. Por exemplo, a equipe de gastronomia hospitalar deve garantir a utilização de ingredientes frescos e seguros, além de adotar boas práticas de preparo e armazenamento para evitar riscos de infecções alimentares. A segurança alimentar é fundamental para proteger a saúde dos pacientes, especialmente daqueles com o sistema imunológico comprometido.

Ainda a respeito da qualidade, ressaltamos que a gastronomia hospitalar busca oferecer refeições de alta qualidade, tanto em termos de sabor quanto de apresentação. Isso significa utilizar ingredientes frescos, selecionados com cuidado, e preparar as refeições com habilidade e atenção aos detalhes. A qualidade está relacionada à textura, ao equilíbrio de sabores e à aparência atraente dos pratos. Por exemplo, um prato de salada pode ser elaborado com ingredientes frescos e variados, cuidadosamente arranjados para formar um visual agradável e apetitoso. A qualidade das refeições contribui para a satisfação dos pacientes e para a promoção de uma experiência alimentar positiva durante a hospitalização.

Por fim, a respeito da humanização, esse é um aspecto crucial na gastronomia hospitalar, pois busca promover o bem-estar emocional e a dignidade dos pacientes, que envolve oferecer opções de refeições que atendam às preferências individuais, respeitando restrições culturais e religiosas. Além disso, a humanização se manifesta na forma como a equipe de gastronomia interage com os pacientes, proporcionando um atendimento atencioso e acolhedor. Por exemplo, permitir que os pacientes participem da escolha de seus cardápios ou adaptar as refeições de acordo com suas preferências pessoais são formas de humanização na gastronomia hospitalar. O cuidado em oferecer refeições personalizadas e o respeito às escolhas dos pacientes contribuem para promover um ambiente mais acolhedor e confortável, ajudando a melhorar sua experiência durante o período de internação.

Há, ainda, que considerar a sustentabilidade, dado que ela é um princípio cada vez mais importante na gastronomia hospitalar. Ela envolve a adoção de práticas que visam reduzir o impacto ambiental, como a utilização de ingredientes locais e sazonais, o controle do desperdício de alimentos e o gerenciamento adequado dos resíduos. Por exemplo, um hospital pode optar por comprar alimentos de produtores locais, reduzindo a pegada de carbono associada ao transporte de alimentos. Além disso, estratégias para minimizar o desperdício de alimentos, como o aproveitamento integral dos ingredientes e o correto gerenciamento dos resíduos orgânicos, contribuem para a sustentabilidade ambiental.

Síntese

A gastronomia hospitalar é de extrema importância na hotelaria hospitalar e na humanização dos pacientes. Seu objetivo é oferecer refeições saudáveis, saborosas e personalizadas, visando aprimorar a qualidade do atendimento e o bem-estar dos pacientes durante sua estadia no hospital.

Por meio da integração de conhecimentos da nutrição e da gastronomia, a gastronomia hospitalar busca atender às necessidades nutricionais específicas de cada paciente, levando em consideração restrições alimentares e preferências individuais. Esse cuidado não apenas auxilia na recuperação do paciente, mas também promove uma experiência mais acolhedora e humanizada durante o período de internação.

> **Para saber mais**
> Acesse o documento *Gastronomia aplicada à nutrição publicado* por Rosiane Costa Figueira em 2018 e disponível no *link* a seguir:
>
> FIGUEIRA, R. C. **Gastronomia aplicada à nutrição**. Londrina: Editora e Distribuidora Educacional S.A., 2018. Disponível em: <http://cm-kls-content.s3.amazonaws.com/201801/INTERATIVAS_2_0/GASTRONOMIA_APLICADA_A_NUTRICAO/U1/LIVRO_UNICO.pdf>. Acesso em: 25 jul. 2023.

Questões para revisão

1. Qual é a principal vantagem de uma boa gastronomia hospitalar?
   a) Aumento do tempo de internação do paciente.
   b) Redução da satisfação do paciente e de seus familiares.
   c) Melhoria da absorção de nutrientes e recuperação do paciente.
   d) Aumento das complicações alimentares durante o período de internação.
   e) Redução da adesão do paciente ao tratamento.

2. O que é hospitalidade no ambiente hospitalar?
   a) Oferecer serviços de luxo para os pacientes e seus familiares.
   b) Priorizar o lucro em detrimento do conforto dos pacientes.
   c) Proporcionar um ambiente acolhedor, seguro e confortável para pacientes e visitantes.

d) Limitar a interação entre pacientes, visitantes e profissionais de saúde.
e) Ignorar as necessidades emocionais e psicológicas dos pacientes.

3. O que é humanização do serviço hospitalar?
   a) Reduzir a qualidade do atendimento para economizar recursos.
   b) Priorizar a rapidez no atendimento em detrimento da empatia com o paciente.
   c) Oferecer um tratamento médico mais humanizado e personalizado.
   d) Limitar o acesso dos pacientes às informações sobre seu próprio tratamento.
   e) Desconsiderar as necessidades e preferências individuais dos pacientes.

4. Como a gastronomia hospitalar pode ser uma aliada na recuperação dos pacientes internados?

5. Cite algumas estratégias culinárias utilizadas em hospitais para melhorar a qualidade das refeições oferecidas aos pacientes.

Questões para reflexão

1. Qual é a importância do papel do nutricionista na gastronomia hospitalar?
2. Como as técnicas culinárias podem ser adaptadas para garantir a segurança alimentar nos hospitais?
3. Como a humanização do serviço de alimentação e nutrição nos hospitais pode impactar a recuperação dos pacientes?
4. Como a gastronomia hospitalar pode ser um diferencial competitivo entre as instituições de saúde?
5. Quais são os desafios enfrentados pelos profissionais de alimentação e nutrição para garantir a qualidade da gastronomia hospitalar?

Capítulo 2

Gestão do Serviço de Nutrição e Dietética (SND)

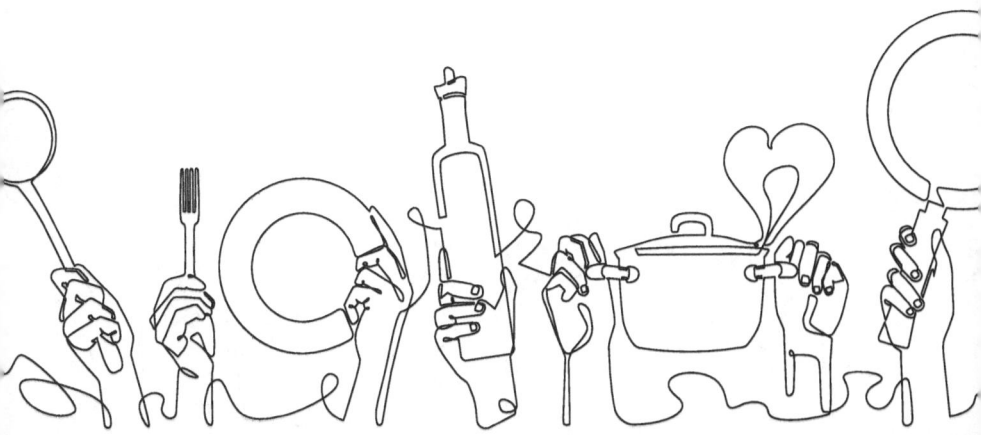

Conteúdos do capítulo
- Sistemas de gestão.
- Boas práticas em unidade de alimentação e nutrição hospitalar.
- Implantação de um serviço de gastronomia hospitalar.
- Capacitação de colaboradores.
- Recursos tecnológicos.

Após o estudo deste capítulo, você será capaz de:
1. compreender o fluxo de preparo de refeições;
2. indicar a legislação vigente;
3. identificar indicadores de qualidade de gestão;
4. estruturar um programa de educação continuada com os colaboradores;
5. citar os recursos necessários para a implantação da gastronomia hospitalar.

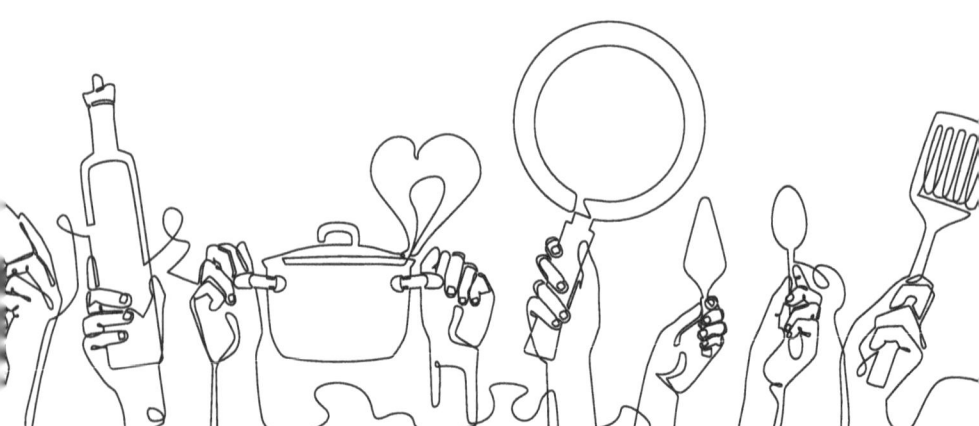

2.1 O que são as Unidades de Alimentação e Nutrição (UANs) hospitalares?

Os hospitais são instituições que enfrentam desafios complexos e de alto custo e, consequentemente, têm sido alvo de reflexão para se adaptarem às novas demandas. Além de fornecer leitos e cuidados médicos, a alimentação favorece a recuperação dos pacientes. A gestão hospitalar enfrenta questões cada vez mais complexas em nível global, como o envelhecimento da população e o aumento do número de pacientes com doenças crônicas, o que resulta em uma maior demanda por serviços hospitalares, tanto na gestão pública quanto na privada. Essa realidade agrava a escassez de recursos médicos e causa longas esperas por atendimento (Silva; Carneiro; Cardoso, 2022).

Para atender às necessidades alimentares dos pacientes, as Unidades de Alimentação e Nutrição (UANs) ou Serviços de Nutrição e Dietética (SNDs) em hospitais devem contar com estruturas físicas e pessoal adequados. Essas unidades são responsáveis por planejar, preparar e fornecer refeições que atendam às necessidades nutricionais específicas de cada paciente, levando em consideração suas restrições alimentares e preferências individuais. Além disso, é fundamental garantir a segurança alimentar e a qualidade dos alimentos oferecidos (Ribeiro et al., 2022).

Pensando em atender à demanda do hospital, a estrutura física da UAN deverá ser planejada levando em conta todos os aspectos legais e garantindo a qualidade e a segurança nos processos de higiene. As cozinhas hospitalares exigem projetos rigorosos para que sejam bem pensadas, para que ofereçam os melhores alimentos a pacientes e acompanhantes, assim como aos profissionais que trabalham sob a rotina atribulada desse tipo de instituição. A cozinha hospitalar é a base para a definição dos aspectos ligados à organização, aos processos e fluxos, aos equipamentos, aos recursos humanos, entre outros. em sua concepção, é preciso levar em conta fatores como:

- tipo do hospital e do paciente;
- especialidades;
- número de leitos e tempo médio de permanência dos pacientes;
- número e horário das refeições;
- sistema de distribuição das refeições; e
- estrutura e política de compras.

Os projetos das cozinhas de hospitais vêm apresentando mudanças seguindo tendências externas que incorporam o conceito de hotelaria à área hospitalar, mantendo a ideia de ambiente com cheiro de remédio e de comida sem gosto como algo associado ao passado, tratando o usuário como cliente, e não como paciente. Independentemente do padrão adotado pelo hospital, as cozinhas hospitalares devem seguir o que preconiza a Resolução da Diretoria Colegiada (RDC) n. 216, de 15 de setembro de 2004 (Brasil, 2004), da Agência Nacional de Vigilância Sanitária (Anvisa): as edificações e instalações físicas devem ser projetadas de modo que possibilitem um fluxo ordenado e sem cruzamentos em todas as etapas da preparação de alimentos, além de facilitar as operações de manutenção, limpeza e, quando for o caso, desinfecção. Como em qualquer cozinha profissional, o importante é que esse espaço seja bem planejado, com uma organização harmoniosa entre equipamentos, utensílios, móveis e, principalmente, que facilite o fluxo dos colaboradores. A estrutura da cozinha varia de acordo com a quantidade e o tipo de refeições produzidas, o que está diretamente relacionado ao cardápio e ao serviço disponibilizado no meio de alimentação.

A cozinha de um restaurante industrial e de um bistrô são diferentes; logo, os equipamentos, móveis e utensílios também o serão. A cozinha também deve ser bem planejada, o que evita operações e deslocamentos desnecessários, além de facilitar a rotina de trabalho dos colaboradores. O planejamento deve ser feito levando em conta o posicionamento adequado de equipamentos e utensílios, de maneira que facilitem o acesso para seu uso durante o serviço (Brasil, 2004).

Deve ser considerado o fluxo das operações nas praças de serviços, seguindo algumas regras com relação à ordem em que se apresentam, por exemplo: primeiro, a área de preparo; depois, a área destinada à cocção; e, finalmente, a área de finalização dos pratos, evitando cruzamentos desnecessários, o que pode prejudicar o andamento do serviço e a qualidade dos produtos a serem servidos. A circulação dos colaboradores dentro do espaço deve ser planejada com muita cautela, visando proporcionar um fluxo adequado às movimentações (Brasil, 2004).

Com o planejamento bem-elaborado, otimiza-se o tempo, o espaço, o serviço e, consequentemente, o trabalho e a lucratividade, uma vez que isso proporcionará maior produtividade dos colaboradores, já que o trabalho em ambientes bem-organizados é mais bem desenvolvido pela equipe. Na área de produção ou manipulação de alimentos, não pode haver cruzamento dos fluxos das áreas sujas e das áreas limpas (Brasil, 2004).

- **Áreas sujas:** são aquelas onde há o recebimento das matérias-primas, ou está acontecendo o pré-preparo de um produto, como a lavagem das hortaliças ou legumes para retirada da terra, tempero de carnes, fatiamento dos bifes antes de serem fritos.
- **Áreas limpas:** são aquelas onde já estão sendo montadas as saladas, ou estão sendo preparadas as sobremesas, ou a carne que já foi assada está sendo fatiada. (Bastos, 2015, p. 7)

O objetivo é evitar a contaminação cruzada. A escolha dos utensílios e equipamentos de cozinha depende de vários fatores, como recursos financeiros, padrão de cardápios e qualidade da equipe. Além disso, aspectos como espaço físico, *layout*, número de leitos e refeições servidas, tipo de distribuição e disponibilidade financeira também influenciam na seleção dos equipamentos. É recomendado o uso de utensílios de aço inoxidável por sua facilidade de limpeza, sua superfície lisa e maior durabilidade. Esses utensílios garantem a segurança alimentar e a higiene na preparação dos alimentos (Brasil, 2004).

Ao considerar a escolha dos utensílios e equipamentos, é importante avaliar as necessidades específicas da cozinha do ambiente hospitalar, levando em conta a demanda e a capacidade de produção, a fim de garantir um fluxo eficiente e seguro no processo de preparo das refeições. Assim, a seleção adequada dos utensílios e equipamentos na cozinha hospitalar contribui para a qualidade e a segurança dos alimentos, proporcionando condições ideais para a produção e a distribuição das refeições aos pacientes. As áreas de preparo geral podem ter os seguintes equipamentos (Brasil, 2004):

- fogões;
- caldeirões a vapor;
- forno;
- fritadeira;
- forno combinado;
- chapas e grelhas;
- banho-maria;
- processadores de alimentos;
- batedeira;
- liquidificador;
- triturador de alimentos;
- refrigeradores.

Para se adaptar às demandas do mercado, o segmento hospitalar obriga-se a buscar alternativas de gestão, com vistas a reduzir custos e a manter a qualidade da assistência oferecida. Há a necessidade de se oferecer serviços com qualidade e de forma sustentável no longo prazo. Por isso, o segmento hospitalar vem buscando alternativas para a redução de custos ao mesmo tempo que amplia a qualidade dos serviços oferecidos. Uma UAN pode adotar diferentes tipos de gestão além da terceirização, dependendo do contexto em que está inserida. Alguns exemplos são (Brasil, 2004):

- **Gestão própria:** Caso em que a UAN é gerida diretamente pela instituição ou empresa que a mantém. A gestão é feita por uma equipe interna, que cuida de todas as etapas do processo, desde a compra de insumos até a produção e distribuição das refeições.
- **Parceria público-privada:** Nesse modelo, a UAN é gerida por uma parceria entre o setor público e o privado. Geralmente, a instituição pública é responsável pela gestão financeira e pela fiscalização do contrato, ao passo que à empresa privada compete a operação da UAN.
- **Gestão compartilhada:** Formato em que a gestão da UAN é compartilhada entre diferentes instituições ou empresas. Por exemplo, uma UAN pode ser gerida por uma empresa privada, mas atender várias instituições públicas ou privadas.
- **Gestão por cooperativa:** Nesse modelo, a UAN é gerida por uma cooperativa formada pelos trabalhadores da unidade. A gestão é democrática e os trabalhadores são responsáveis por todas as etapas do processo.

2.1.1 Boas práticas de fabricação (BPF)

No ambiente hospitalar, as boas práticas de manipulação de alimentos podem garantir a segurança alimentar dos pacientes. Essas práticas visam assegurar que os alimentos sejam preparados, armazenados e servidos de maneira adequada, minimizando o risco de contaminação ou deterioração.

A manipulação correta dos alimentos envolve diversos aspectos, como a higienização das mãos, o uso de utensílios limpos, a adequada conservação dos alimentos em temperaturas adequadas, e a separação de alimentos crus e cozidos. Além disso, a capacitação dos profissionais envolvidos na manipulação de alimentos é essencial para garantir a correta aplicação das BPFs. No ambiente hospitalar, onde muitos pacientes têm o sistema imunológico comprometido, a atenção aos detalhes na manipulação de alimentos é crucial. Qualquer descuido ou contaminação pode resultar em sérias complicações para os pacientes.

Ressaltamos que as boas práticas de manipulação de alimentos devem ser seguidas por todos os profissionais envolvidos, incluindo *chefs* de cozinha, nutricionistas, auxiliares de cozinha e equipe de limpeza. A vigilância constante, a capacitação e a adoção de protocolos de segurança alimentar são essenciais para garantir a qualidade e a segurança dos alimentos servidos aos pacientes.

Em resumo, as boas práticas de manipulação de alimentos são cruciais no ambiente hospitalar para garantir a segurança alimentar dos pacientes. O cumprimento rigoroso dessas práticas contribui para a prevenção de doenças e complicações, promovendo a saúde e o bem-estar dos indivíduos hospitalizados.

Apesar de, hoje em dia, muitos hospitais terem assumido a hospitalidade para melhor acolher e atender seus pacientes e acompanhantes, oferecendo maior conforto e cardápio diferenciados, é necessário lembrar sempre que, antes de tudo, o hospital trata de doenças, e que, se não todos, a maioria dos pacientes está com alguma condição de saúde que exige o máximo de cuidado no atendimento. Há o exemplo de hospitais especializados ou que têm alas de oncologia, nas quais os pacientes apresentam imunidade mais baixa. Em hipótese alguma pode-se correr o risco de o alimento servido estar com algum tipo de contaminação; em nenhuma condição é aceito o risco de intoxicação alimentar. Sendo assim, os cuidados na prevenção passam por (Brasil, 2004):

- controle da higiene e saúde do manipulador;
- segurança da matéria-prima;
- higiene do local de trabalho;
- controles operacionais de boas práticas;
- guarda e conservação dos alimentos;
- higienização de frutas, verduras e legumes;
- preparo do alimento (preparo geral, preparo de nutrição enteral e lactário);

- distribuição de forma segura (sistema cozinha-copa-quartos ou cozinha-quartos);
- higiene das instalações;
- refeitório ou restaurante (destinado à alimentação dos funcionários, estudantes, acompanhante e visitantes).

As boas práticas em Unidade de Alimentação (BPUA) são um conjunto de procedimentos e normas que devem ser seguidos por todas as UANs, a fim de garantir a segurança alimentar e a qualidade das refeições servidas. As BPUA englobam diferentes áreas, desde o recebimento dos alimentos até a distribuição das refeições aos consumidores. Entre as principais práticas que devem ser adotadas em uma UAN, destacam-se (Brasil, 2004):

- **Controle de qualidade dos alimentos:** Todas as etapas do processo de recebimento, armazenamento, preparo e distribuição dos alimentos devem ser monitoradas para garantir que estejam em conformidade com as normas sanitárias e de segurança alimentar.
- **Higiene pessoal:** Os funcionários da UAN devem seguir rigorosamente as normas de higiene pessoal, como lavar as mãos com frequência, usar uniformes e equipamentos de proteção individual adequados, como toucas, luvas e máscaras.
- **Higiene ambiental:** A cozinha e as áreas de armazenamento devem ser mantidas limpas e organizadas, com a adoção de medidas de controle de pragas e de descarte correto de resíduos.
- **Controle de temperatura:** Os alimentos devem ser armazenados e transportados em temperaturas adequadas, de acordo com as normas sanitárias e de segurança alimentar.
- **Treinamento dos funcionários:** Todos os funcionários da UAN devem receber treinamento adequado sobre as BPUA, incluindo boas práticas de manipulação de alimentos, controle de qualidade e segurança alimentar.

A adoção das BPUA é essencial para garantir a segurança e a qualidade das refeições servidas em uma UAN, reduzindo o risco de contaminação por microrganismos patogênicos e garantindo a satisfação dos consumidores. Além disso, o cumprimento das normas sanitárias e de segurança alimentar é obrigatório por lei e pode ser fiscalizado por órgãos reguladores, como a Anvisa.

De maneira simplificada, a área de logística e suprimentos significa lida com um conjunto de atividades de uma empresa executadas de forma centralizada ou não e destinadas a suprir as demandas internas ou externas da própria instituição, para que ela desenvolva suas atividades de maneira adequada, atendendo assim suas atribuições.

Os processos de administração de suprimentos são dinâmicos e complexos, pois ocorre entrada e saída diária de materiais; ainda, envolvem muitas etapas, em que, além de uma grande quantidade de informações, há pontos cruciais para a tomada de decisões. Classicamente, os processos que ocorrem são: compras, recebimento, armazenamento, fornecimento e controle de estoque. Apesar da simplicidade dessa descrição, existe uma gama de situações para que esse fluxo ocorra de maneira adequada e reflita em uma gestão eficiente de materiais.

A previsão de compras, que é uma atividade que antecede o pedido de compras, está relacionada com diversos fatores: o tipo de serviço da unidade, a frequência de necessidade de cada um dos itens, a disponibilidade financeira da instituição, o planejamento dos cardápios, a quantidade de alimentos, o número de refeições oferecidas, quantidades em estoque, a disponibilidade e a sazonalidade dos itens.

No planejamento de uma alimentação voltada para uma coletividade, a seleção, os controles e os cálculos quantitativos afetam o resultado operacional. Quanto menos erros nessa etapa, menor será o capital investido e parado em uma unidade. Basicamente, deve-se provisionar a compra para que não faltem itens e, no final do ciclo de recebimento (que pode ser diário, no caso de hortifrútis, ou mensal, no caso de alimentos não perecíveis), mantenha-se em estoque o mínimo de segurança.

Ter uma maior quantidade de itens no estoque sem necessidade significa aumentar o custo, e não somente em termos de gêneros, mas também com impacto na área útil de armazenamento, no controle de temperatura, na iluminação e na manutenção da área onde ficam armazenados. De maneira geral, cada empresa tem um departamento responsável por definir a política de compras. Esse departamento elencará as vantagens e desvantagens de cada modelo de aquisição, armazenamento e produção, o que norteará a gestão da empresa nesse âmbito. A política de compras vai depender de fatores como:

- proximidade ou não dos centros distribuidores;
- facilidade de transporte;
- disponibilidade financeira para a aquisição de itens;
- capacidade de armazenamento dos produtos.

Também de acordo com a característica dos gêneros, podemos classificá-los como:

- **Perecíveis**: Gêneros que estragam facilmente e, por isso, têm prazo de validade menor. Geralmente, contêm bastante água em sua composição e devem ser armazenados em locais de temperatura controlada, como refrigeradores e câmaras frias. Alguns exemplos de perecíveis são leites e derivados, produtos cárneos, frutas e vegetais.
- **Não perecíveis**: Produtos que têm prazo de validade maior, menos água em sua composição e devem ser armazenados no estoque ou almoxarifado. Não precisam ser mantidos em temperaturas tão baixas nem estragam tão rapidamente. Exemplos: macarrão, café, óleo, açúcar, feijão, enlatados.

Gêneros alimentícios não perecíveis (chamados também de *estocáveis*) podem ser recebidos com frequência quinzenal ou mensal, por exemplo. Já gêneros alimentícios perecíveis, como carnes, frutas, pães, leites, entre outros, podem ter frequência de recebimento diária, dependendo das características da produção.

As compras devem ser realizadas com a principal finalidade de atender a demanda de produção, ou seja, o planejamento do cardápio. O responsável por essa solicitação deve estar atento aos gêneros que eventualmente já estão estocados, à frequência de entrega dos fornecedores, ao cardápio programado, à capacidade de armazenamento e ao prazo de validade dos itens.

Para a avaliação dos fornecedores, importantes pontos de controle no ato da entrega podem ser observados, como: o atendimento aos prazos de entrega, a qualidade das mercadorias e a disponibilidade do fornecedor para resolver possíveis intercorrências de maneira rápida e eficaz. De acordo com as etapas de produção, algumas funções devem ser atribuídas, conforme a seguir:

- **Pré-preparo e preparo**: É o momento mais agitado na UAN, em que os colaboradores estão empenhados para que tudo esteja pronto até o horário da distribuição. É fundamental ter pessoas responsáveis pela limpeza em número suficiente para higienizar os setores, pois é um período de grande geração de resíduos. Se houver um salão de distribuição das refeições, também é nesse momento que ele deve ser higienizado para receber os comensais. Um colaborador deve ser mantido em período integral na área de higienização de panelas, sendo recomendado o rodízio de pessoas para que não haja sobrecarga.
- **Pré-distribuição**: O nutricionista acompanha a produção e faz a degustação de todas as preparações do cardápio antes de serem distribuídas para garantir que estejam adequadas ao padrão do local. Em UANs que realizam o atendimento ao usuário (como restaurantes comerciais e institucionais), geralmente se preparam 70% de todo o quantitativo planejado para a refeição em questão e acompanha-se a distribuição para que seja produzido o restante, caso seja necessário. Essa é uma prática da produção cadenciada para evitar desperdícios.

- **Distribuição:** É considerado o momento mais importante, o ponto alto do serviço, pois é nessa etapa que o usuário fará sua refeição. Em restaurantes comerciais e institucionais ou estabelecimentos que fazem a distribuição no local, toda a atenção da equipe deve estar voltada ao salão, para que o comensal tenha um ambiente tranquilo, agradável e limpo para realizar sua refeição. Deve existir um colaborador que faça a comunicação entre distribuição e produção para garantir que não faltará nenhum suprimento. Na área de devolução (onde ocorre a higienização dos utensílios utilizados pelo cliente), deve haver colaboradores bem-treinados, e, durante a distribuição das refeições, pelo menos um funcionário deve estar no setor para garantir a organização e a limpeza aparente.
- **Pós-distribuição:** Em geral, é o horário de descanso dos funcionários da UAN, de higienização de toda a unidade e de pré-preparo da próxima refeição ou adiantamento para o dia seguinte. Nessa etapa, os colaboradores estão mais tranquilos e, geralmente, são realizadas capacitações e treinamentos.

2.1.2 Estrutura física e listagem de equipamentos

O planejamento físico de uma UAN é de suma importância para a garantia da qualidade e da eficiência na produção das refeições. É por meio desse planejamento que são estabelecidas as diretrizes para a organização do espaço físico, dos equipamentos, do fluxo de trabalho e da distribuição das áreas.

No planejamento físico de uma UAN, é necessário considerar diversos aspectos, como o número de refeições a serem servidas, o tipo de serviço (como refeições em bandejas ou *self-service*), os recursos financeiros disponíveis, e as normas de segurança e higiene alimentar. É importante também levar em conta a praticidade e a eficiência operacional, buscando otimizar o fluxo de trabalho e garantir a qualidade dos alimentos produzidos.

O entendimento das características do serviço de alimentação desejado é fundamental para o correto planejamento físico. Isso envolve considerar a capacidade da UAN, a distribuição dos espaços (como áreas de pré-preparo, preparo, cocção e distribuição), a disposição dos equipamentos e a ergonomia do local de trabalho. Um planejamento físico bem-elaborado contribui para a segurança alimentar, facilita a realização das atividades diárias da equipe, otimiza o tempo e os recursos e garante a produção de refeições adequadas e saudáveis para os usuários.

Conforme estabelecido pela RDC n. 216/2004, o termo *serviço de alimentação* refere-se a estabelecimentos nos quais os alimentos são manipulados, preparados, armazenados e/ou expostos para venda, podendo ser consumidos no local ou não. Essa definição abrange uma variedade de unidades, como restaurantes, panificadoras, lanchonetes, hotéis e hospitais. Portanto, na gestão em serviços de alimentação, é de extrema importância, como ponto de partida, identificar as características específicas de cada um desses locais e categorizá-los adequadamente. Nesse contexto, o setor de alimentação pode ser segmentado em oito subcanais de distribuição, que podem ser divididos em dois grupos, conforme listado a seguir (Brasil, 2004):

1. **Serviços de alimentação ligados ao serviço público ou institucional**: Postos de saúde, presídios e merenda escolar.
2. **Serviços privados**: Redes de *fast-food*, bares, restaurantes comerciais, hotéis e empresas de alimentação coletiva.

No primeiro grupo, encontram-se as unidades ligadas ao serviço público ou institucional, as quais não objetivam gerar lucro. Geralmente, esses serviços têm um valor fixo por refeição e um número mínimo de refeições estabelecido em contrato. Já as unidades comerciais e privadas têm como finalidade a produção de refeições para clientes externos e com fins lucrativos. Nesse caso, o público-alvo é diversificado e o número de refeições servidas pode variar.

Além disso, é relevante considerar a classificação das UANs de acordo com a modalidade de distribuição das refeições, e isso pode ser ilustrado com exemplos práticos. Existem três formatos principais: centralizado, descentralizado e misto (Eto, 2019).

No formato centralizado, a produção e a distribuição das refeições ocorrem no mesmo local. Um exemplo disso é um refeitório de uma empresa, onde a comida é preparada e servida no próprio estabelecimento. Os funcionários se dirigem ao refeitório e têm acesso às refeições prontas para consumo imediato.

No formato descentralizado, as refeições são preparadas em uma cozinha central e distribuídas para outros locais. Um exemplo são as refeições transportadas, como aquelas fornecidas em serviços de entrega de marmitas ou em instituições que oferecem alimentação para eventos. A comida é preparada em uma cozinha centralizada e, em seguida, é transportada para diferentes locais, onde é servida aos clientes.

Por fim, o formato misto envolve ambos os tipos de distribuição. Nesse caso, parte das refeições é preparada e distribuída no mesmo local, ao passo que outra parte é preparada centralmente e distribuída para outros locais. Um exemplo desse formato é um hospital que conta com um refeitório interno onde as refeições são preparadas e servidas aos funcionários, pacientes e visitantes, e que também oferece serviços de alimentação para outros setores do hospital, como unidades de internação, por meio da distribuição de refeições preparadas na cozinha central.

Ainda, quando se trata dos diferentes tipos de gestão em UAN, o Conselho Federal de Nutricionistas (CFN, 2018) destaca que essas unidades têm uma estrutura organizacional simples, porém podem se tornar complexas dependendo do tipo e da quantidade de refeições produzidas, bem como do tipo de gerenciamento e contrato envolvido. Segundo o CFN (2018), a administração de uma UAN deve ser de responsabilidade de um nutricionista, que é o profissional mais capacitado para desempenhar essa função.

Frisamos que os responsáveis pela UAN podem optar entre dois modelos de gestão: autogestão ou terceirização. No caso da autogestão, a própria empresa gerencia a UAN, ou seja, ela assume todas as atividades relacionadas à produção e à distribuição das refeições. Já na terceirização, empresas especializadas em serviços de alimentação são contratadas para administrar a UAN. Esse modelo surgiu para atender tanto a necessidades temporárias quanto permanentes, permitindo que a contratante foque em sua atividade principal, já que a produção de refeições seria considerada uma atividade secundária para ela. A terceirização apresenta as seguintes vantagens para a contratante: aumento da competitividade; redução do preço do produto ou serviço, em razão da diminuição dos encargos trabalhistas; e contratação de uma empresa especializada (CFN, 2018).

Essas opções de gestão oferecem flexibilidade às empresas, permitindo que elas escolham a abordagem que melhor se adapte a suas necessidades e a seus recursos. Cabe às empresas avaliar os custos, benefícios e requisitos específicos de cada modelo de gestão para tomar a decisão adequada. O objetivo principal é garantir a oferta de refeições de qualidade de acordo com as normas sanitárias e atendendo às necessidades nutricionais dos consumidores da UAN.

Para garantir o correto planejamento físico, é preciso elaborar um plano abrangente contemplando ambiência (iluminação, ventilação, temperatura, umidade, sonorização e cor), localização, configuração geométrica, piso, paredes, portas e janelas com características adequadas e instalações elétricas e hidráulicas, conforme detalharemos a seguir.

2.1.3 Estrutura física da Unidade de Alimentação e Nutrição

Em cozinhas hospitalares, é essencial considerar a escolha adequada dos pisos e tetos, levando em conta os requisitos específicos desse ambiente. Os pisos devem ser feitos de materiais resistentes "ao trânsito, impermeáveis, laváveis e antiderrapantes" (Eto, 2019, p. 58). Não podem apresentar rachaduras, frestas ou irregularidades que possam acumular sujeira. Além disso, devem ser fáceis de limpar e desinfetar e ter resistência a agentes químicos utilizados na higienização. O desnível do piso deve ser planejado de modo que favoreça o escoamento da água em direção aos ralos, evitando a formação de poças. A escolha de cores claras é recomendada, com um índice de reflexão entre 15% e 30%, proporcionando uma melhor iluminação no ambiente (Eto, 2019).

Quanto ao teto, "deve ser projetado de maneira a evitar o acúmulo de sujeira e minimizar a condensação de vapores" (Eto, 2019, p. 59), prevenindo o surgimento de mofo e descascamento. É importante que seja facilmente limpo e que não propague chamas. O uso de forro de madeira é proibido, sendo preferível a utilização de materiais como gesso ou outros isolantes térmicos que não sejam inflamáveis e apresentem boas características acústicas (Eto, 2019).

A Norma Regulamentadora n. 24 do Ministério do Trabalho e Emprego – atualizada pela Portaria n. 1066, de 23 de setembro de 2019 (Brasil, 2019) – propõe que a altura do piso até o teto (pé-direito) seja de, no mínimo, 3 metros. As paredes devem ser revestidas de material liso, resistente e impermeável, e lavável em toda a sua extensão. Entre os materiais existentes no mercado, o azulejo é o que melhor reúne essas características, sendo importante o cuidado especial no que se refere ao material utilizado em sua colocação e nos rejuntes (Brasil, 1997).

As portas e janelas devem ser mantidas ajustadas aos batentes, lisas e de material não absorvente, ou seja, portas de madeira ou qualquer outro material absorvente são proibidas (Brasil, 1997).

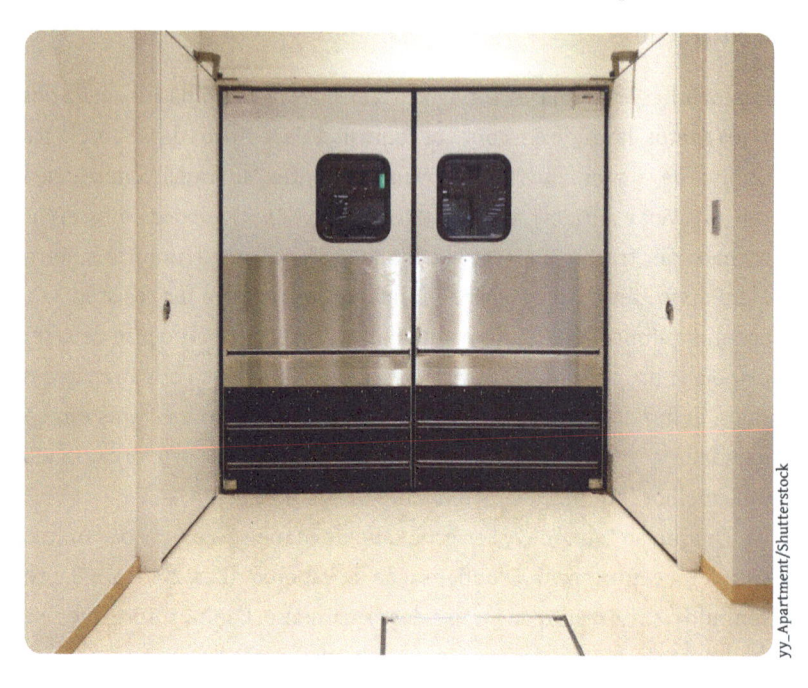

Figura 2.1 – Exemplo de porta para uso em cozinhas hospitalares

yy_Apartment/Shutterstock

As portas das áreas de preparação e armazenamento de alimentos devem ser dotadas de fechamento automático e aquelas que dão acesso à cozinha devem ter largura mínima de 2 metros, permitindo, assim, a entrada de equipamentos (Brasil, 1997).

Iluminação
A iluminação tem de ser projetada de modo que evite doenças visuais, aumente a eficiência do trabalho e diminua o número de acidentes, além de "ser distribuída uniformemente, evitando ofuscamento, sombras, reflexos e contrastes excessivos" (Teixeira et al., 2000, citado por Eto, 2019, p. 54). Os estabelecimentos podem escolher entre iluminação natural ou artificial, desde que possibilite que os trabalhos sejam realizados e que a higiene e as características sensoriais dos alimentos não sejam comprometidas (Eto, 2019).

De acordo com a Associação Brasileira de Normas Técnicas (ABNT) NBR 8995-1, publicada em 2013, a iluminação deve assegurar o conforto visual, possibilitando que os trabalhadores tenham a sensação de bem-estar; o desempenho visual, capacitando-os a realizar as tarefas visuais de forma rápida e precisa, ainda que em circunstâncias não tão fáceis e por longos períodos; e a segurança visual, possibilitando que o trabalhador olhe ao redor e detecte perigos (Eto, 2019).

Quanto à iluminação natural, nos compartimentos de permanência prolongada, o vão para iluminação natural deve ter uma proporção mínima de um sexto da área do piso, e, nos compartimentos de permanência transitória, essa proporção mínima é de um oitavo da área do piso. Nos Códigos de Obras e Edificações (COEs) dos municípios brasileiros, tendo como base a área do piso, essa proporção varia de um sexto a um oitavo (no caso de compartimentos em que há permanência prolongada) até um oitavo a um décimo (no caso de compartimentos em que a permanência é transitória). "As janelas ou outros tipos de aberturas que providenciarão a iluminação natural não poderão permitir a penetração direta do sol sobre a superfície de trabalho" (Teixeira et al., 2000, citado por Eto, 2019, p. 54).

No que tange à iluminação artificial, esta deve complementar a iluminação natural. De acordo com a Norma Regulamentadora n. 24/2019, "deverão ser instaladas lâmpadas de 150 W/6 m2 de área para os refeitórios e 150 W/4 m² de área para cozinhas/produção" (Brasil, 1993, citado por Eto, 2019, p. 55). São mais indicadas as lâmpadas fluorescentes porque "distribuem uniformemente a iluminação, propiciam conforto e não produzem calor, além de produzirem menor concentração de brilho e manterem a cor natural do alimento" (Eto, 2019, p. 55). Também, as lâmpadas precisam estar suspensas ou devem ser instaladas diretamente no teto, sendo necessário que estejam protegidas contra possíveis explosões e quedas acidentais, além de serem resistentes à corrosão e ao vapor d'água (Eto, 2019).

A NBR 8995-1 (ABNT, 2013) estabelece diretrizes específicas para a intensidade de iluminação em diferentes espaços da UAN. No caso da cozinha, determina-se uma intensidade de iluminação de 500 lux. O lux é a unidade de medida "que determina a incidência de um *lúmen* (unidade de medida de fluxo luminoso) na superfície de 1 m2" (Eto, 2019, p. 55). Essa intensidade luminosa adequada na cozinha garante que os colaboradores desempenhem suas atividades com segurança, visualizando com clareza os alimentos, utensílios e equipamentos.

Para os refeitórios, a NBR 8995-1 (ABNT, 2013) estabelece uma intensidade de iluminação de 200 lux. Essa medida proporciona um ambiente agradável e adequado para os usuários das UANs durante as refeições, permitindo-lhes enxergar os alimentos, ler cardápios e interagir de forma confortável no espaço. Salientamos que o cumprimento dessas diretrizes estabelecidas pela NBR 8995-1 é essencial para garantir um ambiente de trabalho seguro e confortável, além de contribuir para a qualidade e a segurança alimentar (ABNT, 2013).

Ventilação, temperatura e umidade

Em cozinhas hospitalares, é essencial garantir ventilação adequada, levando em consideração as particularidades desse ambiente, como a constante exalação de vapores e o calor gerado durante os processos de cocção. A ventilação adequada tem o potencial de promover conforto térmico, evitando o acúmulo excessivo de calor e proporcionando um ambiente mais agradável para os trabalhadores. Isso é fundamental para evitar sintomas como prostração, dor de cabeça, mal-estar, tontura, náuseas e vômitos, que podem afetar a produtividade e o bem-estar das pessoas.

Ainda, a ventilação adequada ajuda a remover o ar contaminado e proporcionar um ambiente saudável e seguro para a manipulação e o preparo dos alimentos. A ventilação eficiente evita a condensação de vapor, o acúmulo de poeira e a presença de agentes prejudiciais à saúde, como fungos, gases e partículas suspensas. Esses elementos podem comprometer a qualidade e a segurança dos alimentos, além de causar problemas de saúde nos colaboradores.

É importante que o fluxo de ar seja direcionado corretamente, evitando incidências diretas sobre os alimentos. Isso garante que não haja contaminação cruzada e mantém a qualidade higiênico-sanitária dos alimentos preparados na UAN.

A ventilação adequada contribui para o controle de odores, a manutenção da temperatura adequada e a renovação do ar, proporcionando um ambiente mais agradável e seguro para os colaboradores. Além disso, auxilia na prevenção de doenças respiratórias e promove a qualidade do ar interno.

No caso das aberturas nas paredes para maior conforto térmico do ambiente, estas seguem as mesmas recomendações feitas para a iluminação: proporção mínima de um sexto da área do piso para compartimentos de permanência prolongada e proporção mínima de um oitavo da área do piso para compartimentos de permanência transitória. Nos COEs dos municípios, as aberturas nas paredes, conforme a área do piso, variam de um sexto a um oitavo (no caso de dependências em que a permanência é prolongada) até um oitavo a um décimo (no caso de dependências de permanência transitória (Eto, 2019).

Os exaustores são utilizados em UANs especialmente para promover a permanente renovação do ar do ambiente. Eles devem apresentar telas milimétricas para impedir o acesso de vetores e pragas urbanas. Segundo a CVS-5 – Portaria n. 5, de 9 de abril de 2013 (São Paulo, 2013), do Centro de Vigilância Sanitária (CVS) –, que é uma legislação específica do estado de São Paulo, o uso de ventiladores e climatizadores é proibido nas áreas de manipulação e armazenamento de alimentos. É necessário, assim, pesquisar as legislações vigentes no estado em que você reside ou onde for atuar (Eto, 2019).

Figura 2.2 – Exemplo de exaustor para cozinhas industriais

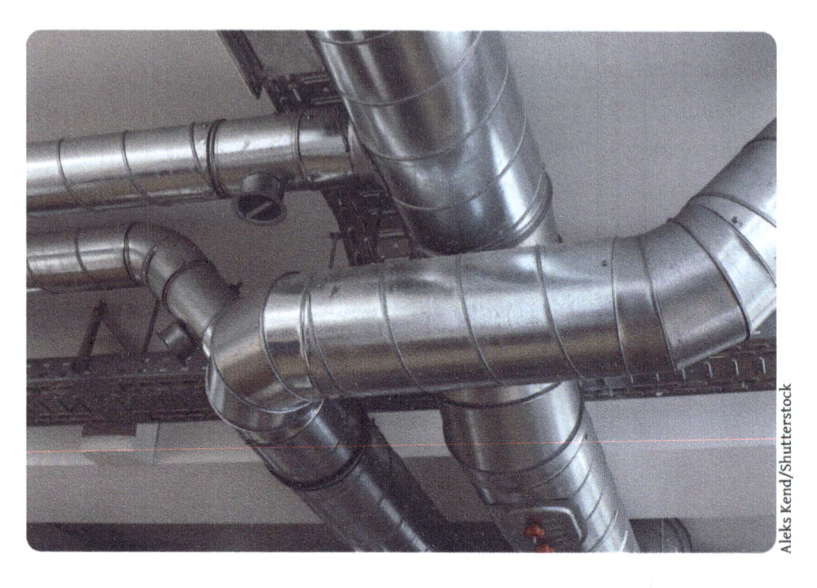

Aleks Kend/Shutterstock

Teixeira et al. (2001) indicam que a temperatura de 22 °C a 26 °C e a umidade relativa de 50% a 60% são consideradas compatíveis com as operações que são realizadas em uma UAN. Advertimos que a uniformização pode comprometer a produtividade e o padrão higiênico das refeições, uma vez que pode favorecer a proliferação de bactérias em temperaturas de 28 °C a 37 °C e a sudorese nos funcionários. Além das questões relacionadas à estrutura, a escolha de equipamentos e utensílios é essencial para o bom funcionamento da UAN, conforme descreveremos a seguir (Eto, 2019).

2.1.4 Como escolher os equipamentos?

No contexto da gastronomia hospitalar, os equipamentos podem ser classificados em duas categorias: básicos e de apoio. Os equipamentos básicos são aqueles essenciais para a preparação das refeições, como fogões, panelas, descascadores de legumes e processadores de alimentos. Já os equipamentos de apoio são aqueles que auxiliam e facilitam o trabalho na cozinha, como balcões de trabalho e equipamentos com rodízios, que permitem a mobilidade no ambiente (Eto, 2019).

Durante muitos anos, os equipamentos utilizados nas cozinhas industriais, incluindo as de hospitais, mantiveram as características dos projetos desenvolvidos na década de 1960, com poucas inovações até os anos 1990. O *layout* de produção também seguiu padrões semelhantes, com etapas segmentadas para o processamento e o preparo dos alimentos. Essas etapas incluem, de forma resumida: recebimento dos ingredientes, pré-higienização, estoque, preparo, cocção, distribuição, devolução de eventuais sobras e disposição do lixo (Eto, 2019).

Destacamos que, atualmente, existem tendências e avanços na gastronomia hospitalar, com a introdução de equipamentos mais modernos e eficientes, além de abordagens inovadoras para otimizar o fluxo de produção e garantir a segurança alimentar. Novos equipamentos e *layouts* de cozinha estão sendo desenvolvidos para melhorar a eficiência operacional, reduzir o desperdício e oferecer refeições de qualidade aos pacientes e profissionais de saúde.

> Algumas variáveis interferem diretamente no dimensionamento dos equipamentos, tais como: o número de refeições servidas; o tipo de cardápio e número de opções; o tempo disponível para o preparo dessas refeições; a política de compras (diária, quinzenal ou mensal); o sistema e modalidade de distribuição; se as refeições são produzidas e servidas no mesmo local ou transportadas para outro local; ou se a modalidade de distribuição é de self service. (Eto, 2019, p. 105)

O constante aprimoramento dos equipamentos e processos na gastronomia hospitalar é essencial para garantir a excelência na produção de refeições seguras e nutritivas, contribuindo para a recuperação e o bem-estar dos pacientes, bem como para a satisfação de todos os envolvidos no ambiente hospitalar.

Um método essencial para selecionar os equipamentos a serem utilizados em uma cozinha profissional é definir o cardápio que será oferecido e, com base nele, identificar as técnicas de cocção e os equipamentos correspondentes. Esse procedimento é fundamental para garantir que o projeto seja dimensionado de forma adequada, evitando a subutilização ou a presença de equipamentos desnecessários.

Uma crítica comum feita por nutricionistas é que muitos projetos não estão alinhados com as necessidades diárias das cozinhas, resultando na aquisição de equipamentos sem a devida consulta a esses profissionais, o que pode levar à subutilização dos equipamentos e ocupação de espaços que não contribuem para a eficiência da operação. Além disso, a falta de certos equipamentos durante a fase de projeto também é uma reclamação frequente, levando à aquisição após o início das atividades da cozinha.

Por meio da análise dessas variáveis, é possível identificar os equipamentos que podem atender às demandas da cozinha, otimizando o fluxo de trabalho e garantindo eficiência na produção das refeições. Dessa forma, é possível evitar desperdícios, maximizar a produtividade e oferecer uma experiência gastronômica adequada aos pacientes e profissionais de saúde do ambiente hospitalar.

Bancadas, prateleiras e armários

As bancadas, prateleiras e armários dimensionados para uma UAN contribuem para a guarda correta dos utensílios, bem como garantem superfícies suficientes de apoio. Para isso, os responsáveis devem definir alguns pontos primordiais, tais como: tempo médio de preparo das refeições, número de preparações produzidas e número de comensais estimado. Além disso, é fundamental definir o volume de alimentos produzidos por horário de distribuição. Uma sugestão factível para realizar esse cálculo é considerar que em um minuto de preparo serão servidas dez refeições em média (Eto, 2019).

Conforme a RDC n. 216/2004, as superfícies localizadas na preparação, no armazenamento, no transporte, na distribuição e na exposição dos alimentos devem ser lisas, impermeáveis, laváveis e isentas de rugosidades, frestas e outras imperfeições que possam comprometer a higienização e se tornar fontes de contaminação dos alimentos. Um dos materiais mais recomendados para esse fim é o inox. Diferente do aço comum – que sofre corrosão –, o aço inoxidável contém em sua composição química pelo menos 10,5% de cromo, que oferece melhor resistência à corrosão.

Já os armários devem ser colocados sempre sobre os balcões. Quando planejados junto com os equipamentos, deve-se priorizar pelo menos 50 cm de distância do piso, para facilitar a limpeza (Eto, 2019). É importante dimensionar o que será acondicionado nos armários para realizar a aquisição em quantidade e tamanho suficientes. Na prática, locais como estoque seco e área de panelas funcionam melhor com prateleiras e armários abertos – tanto pelo volume dos materiais quanto para a melhor visualização dos itens. Na área de cocção, os armários fechados são mais recomendados e poderão acondicionar utensílios menores e alimentos após a abertura da embalagem original.

Há, ainda, de se reforçar que "as mercadorias devem ser armazenadas sobre paletes, prateleiras ou estrados de material liso, resistente, impermeável e lavável, respeitando-se o espaçamento mínimo para garantir ventilação, limpeza e desinfecção" (Eto, 2019, p. 67). No que se refere aos paletes, no ramo alimentício, os mais indicados são os de plástico, dado que esse material não sofre oxidação, tem uma superfície lisa e não retém cheiro. Os paletes de madeira são inadequados na área de armazenamento e preparo de refeições, assim como demais utensílios desse material, conforme a legislação vigente.

Banho-maria e bufê

Ao realizar o planejamento físico dos equipamentos de uma cozinha industrial, um dos passos mais importantes é a definição do banho-maria e dos bufês que serão utilizados na unidade. O banho-maria industrial é um equipamento usado para manter a temperatura adequada dos alimentos até sua distribuição, sem que as preparações passem por um superaquecimento. A definição de quantos equipamentos serão necessários depende do fluxo da produção, do número de preparações e do modelo de distribuição. Em alguns casos, o banho-maria é utilizado para auxiliar no porcionamento de marmitas e refeições embaladas; em outros, é usado no refeitório um modelo de distribuição de *self-service*.

No caso de uma UAN hospitalar, por exemplo, sugere-se ter ao menos três equipamentos para auxiliar no porcionamento das refeições para os pacientes: um para dietas gerais, outro para dietas específicas e, por fim, um para preparações com modificação de consistência e sopas. Alguns cuidados são essenciais para que o equipamento funcione adequadamente. A recomendação é de sempre utilizar tomada exclusiva, sem o uso de extensões e conectores. Além disso, os fabricantes afirmam que, ao definir a localização desses equipamentos, o ideal é evitar a proximidade com outras fontes de calor, tais como: fogões, estufas, fornos etc. Ainda, é comum ocorrer danos ao equipamento caso o nível de água do reservatório fique abaixo da resistência. Assim, realizar o treinamento sobre o uso correto dos equipamentos é indispensável.

Ao selecionar o bufê para a área do refeitório, é preciso observar a RDC n. 216/2004, que estabelece diretrizes específicas para a exposição e a proteção dos alimentos preparados na área de consumo. Conforme a legislação, o equipamento utilizado para expor os alimentos deve conter barreiras de proteção. Essas barreiras servem para prevenir a contaminação dos alimentos por proximidade ou ação direta do consumidor, bem como de outras fontes de contaminação.

Essa medida é fundamental para garantir a segurança alimentar e prevenir a ocorrência de contaminações durante a manipulação e o consumo dos alimentos. A utilização de barreiras de proteção forma uma separação física entre os alimentos e o ambiente externo, reduzindo o risco de contaminação cruzada. Portanto, ao escolher o bufê para a área do refeitório, é imprescindível seguir as orientações estabelecidas na legislação, garantindo a conformidade com as normas de segurança alimentar e, assim, promovendo a proteção dos alimentos durante a exposição para consumo.

Panelas e caldeiras

As caldeiras são grandes panelas a vapor que têm capacidade para cocção de uma grande quantidade de alimentos. Esse equipamento reduz a mão de obra envolvida e proporciona maior segurança, padronização e economia. "As capacidades disponíveis para aquisição, a depender do tamanho da área física, são 100L, 200L, 300L, 400L ou 500L" (Eto, 2019, p. 107)).

Em uma UAN, a fim de dimensionar o tamanho e a quantidade de caldeiras, "é necessário saber o tempo de cocção do alimento em questão e a possiblidade de reutilização do equipamento". Também são necessárias informações *per capita* do alimento, o índice de cocção (IC) e o número de refeições que serão servidas. "A fórmula para determinar a capacidade do caldeirão é a seguinte: *per capita* × IC × número de refeições" (Eto, 2019, p. 108).

Na legislação, a Norma Regulamentadora n. 13 do Ministério do Trabalho e Emprego – publicada em novo texto pela Portaria n. 1.846, de 1º de julho de 2022 (Brasil, 2022) – é o documento que versa sobre caldeiras, vasos de pressão, tubulações e tanques metálicos de armazenamento. Segundo as recomendações, as caldeiras devem ser dotadas dos seguintes itens:

- válvula de segurança com pressão de abertura ajustada em valor igual ou inferior a Pressão Máxima de Trabalho Admissível – PMTA, respeitados os requisitos do código de construção relativos a aberturas escalonadas e tolerâncias de pressão de ajuste;
- instrumento que indique a pressão do vapor acumulado;
- Injetor ou sistema de alimentação de água independente do principal do principal, nas caldeiras de combustível sólido não atomizado ou com queima em suspensão;

- sistema dedicado de drenagem rápida de água em caldeiras de recuperação de álcalis, com ações automáticas após acionamento pelo operador; e
- Sistema automático de controle do nível de água com intertravamento que evite o superaquecimento por alimentação deficiente. (Brasil, 2022)

Já para as panelas utilizadas nas cozinhas industriais, as recomendações são iguais às dos demais utensílios: o material escolhido deve ser liso e lavável, bem como não contaminar o alimento com possíveis substâncias nocivas. Assim, os materiais mais indicados são o alumínio e o aço inoxidável – sendo este último o mais indicado, porém com custo mais elevado (Brasil, 2022).

A escolha das panelas depende das preparações realizadas e do volume produzido. O ideal é considerar uma quantidade que supra toda a demanda do principal horário de pico, levando em conta uma situação em que não será possível higienizar os utensílios para reutilizá-los devido ao curto tempo disponível. Os dois modelos mais utilizados em UAN são as caçarolas e os caldeirões. Ambos são encontrados no mercado para comercialização e diferem entre si por sua designação. Na linha doméstica são encontradas para venda as designações: 8, 10, 12, 14, 16, 18, 20, 22, 24, 26, 28, 30, 32, 34. Designações acima de 34 compõem a linha hoteleira, também conhecida como *linha industrial* (Santos et al., 2016).

Fornos

Existem inúmeras possibilidades de combinação de fornos em uma cozinha industrial. Desse modo, a definição dos equipamentos varia conforme métodos de cocção a serem empregados nas receitas e o volume dessas preparações. Como exemplo, para determinar a quantidade ideal de fornos, deve-se realizar o cálculo considerando quantos quilos de alimento serão colocados, quantos minutos são necessários para a conclusão do aquecimento e a velocidade em que essa preparação será distribuída. Os fornos podem ser convencionais, micro-ondas, de convenção, a vapor e combinados.

Um forno convencional é um equipamento utilizado no processo de cozimento de alimentos. Ele consiste em uma câmara aquecida na qual o alimento é cozido. O cozimento ocorre principalmente por meio de dois processos: radiação e convecção do ar. No processo de radiação, o calor é transferido diretamente para o alimento por ondas de calor emitidas pelo elemento de aquecimento do forno. Já no processo de convecção, o ar quente circula dentro do forno, criando correntes de ar que ajudam a distribuir o calor de forma mais uniforme ao redor do alimento.

Os fornos convencionais podem utilizar diferentes fontes de calor, como eletricidade e gás (GLP ou natural). Eles são capazes de atingir altas temperaturas, mas podem apresentar variações consideráveis, podendo chegar a 50 °C. Esses fornos geralmente têm fontes de calor inferiores e superiores, estando esta última presente nos modelos elétricos. Isso permite que o calor seja distribuído de maneira mais uniforme, especialmente durante o processo de assado.

Convém assinalar que o processo de assado em um forno convencional pode resultar em uma perda significativa de peso no alimento, em torno de 40%. Isso ocorre por causa da evaporação da água presente nos alimentos e da liberação de gordura durante o cozimento.

O forno micro-ondas utiliza ondas eletromagnéticas para aquecer os alimentos. Esse equipamento baseia-se no princípio do aquecimento dielétrico, em que as moléculas de água presentes nos alimentos são aquecidas diretamente pelas ondas. O funcionamento do forno micro-ondas é possível graças a um componente chamado *magnetron*, que gera as ondas eletromagnéticas. Essas ondas são emitidas dentro da câmara do forno e penetram nos alimentos.

Quando as ondas eletromagnéticas atingem os alimentos, elas interagem com as moléculas de água presentes neles. Essa interação provoca um aumento na energia cinética das moléculas de água, resultando na elevação da temperatura de todo o sistema alimentar. As ondas geradas pelo magnetron têm um alcance limitado e atingem uma profundidade de cerca de 5 cm a partir da superfície do alimento. Esse aquecimento é feito por condução, ou seja, as moléculas de água aquecidas transferem calor para as moléculas vizinhas, aquecendo gradualmente o interior do alimento.

O forno micro-ondas foi inventado em 1946 por Percy Lebaron Spencer. Desde então, tornou-se um eletrodoméstico amplamente utilizado em residências e estabelecimentos comerciais. Sua capacidade de aquecer alimentos de forma rápida e conveniente o tornou popular em todo o mundo.

Já o forno de convenção é similar ao forno convencional. Sua forma de aquecimento e cocção utiliza o ar quente entre 180 °C e 280 °C, que é "forçado" a circular dentro da câmara através de um ventilador. Suas vantagens são a velocidade e a homogeneidade da distribuição do calor e possibilidade de cozer diversos alimentos ao mesmo tempo sem deixar resíduos e odores entre eles.

O forno a vapor é amplamente utilizado na gastronomia e na indústria alimentícia como um equipamento que utiliza o vapor d'água como fonte de calor para cozinhar os alimentos. Diferentemente dos fornos convencionais, que utilizam ar quente ou radiação, o forno a vapor adota o vapor de água para aquecer e cozinhar os alimentos de maneira suave e uniforme. Ele tem uma câmara interna na qual a água é aquecida, gerando vapor. Esse vapor é distribuído pela câmara de cozimento, envolvendo os alimentos e transferindo calor para eles. Ao entrar em contato com os alimentos, o vapor condensa-se, liberando o calor latente necessário para o processo de cocção. Uma das principais vantagens do forno a vapor é a preservação das características nutricionais e sensoriais dos alimentos.

O calor úmido e suave do vapor contribui para a retenção da umidade natural dos alimentos, evitando a perda de nutrientes e proporcionando uma textura mais macia e saborosa. Além disso, o uso do vapor possibilita uma cocção mais rápida e eficiente, reduzindo o tempo necessário para preparar os alimentos. Essas características fazem do forno a vapor uma escolha popular em cozinhas profissionais, como restaurantes e hotéis, onde a qualidade dos alimentos é essencial. Também é apreciado por *chefs* e entusiastas da culinária que desejam obter resultados superiores em suas preparações.

Por fim, os fornos combinados são equipamentos altamente versáteis e avançados, pois reúnem as funcionalidades do forno a vapor e do forno de convecção em um único aparelho. Essa combinação oferece aos *chefs* e cozinheiros a possibilidade de preparar alimentos utilizando diferentes métodos de cocção, como vapor, convecção ou uma combinação de ambos.

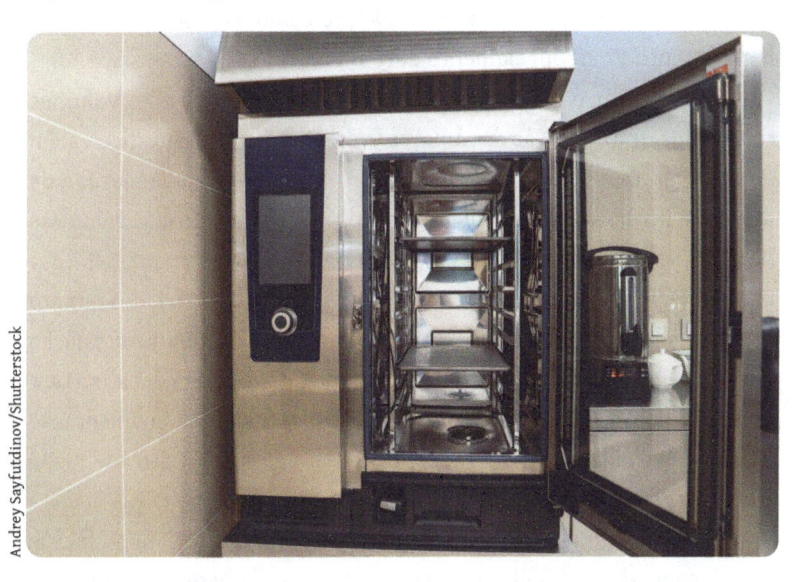

Figura 2.3 – Exemplo de forno combinado

Andrey Sayfutdinov/Shutterstock

Esses fornos são especialmente desenvolvidos para atender às demandas da gastronomia profissional, encontrando aplicação em restaurantes, hotéis, padarias e cozinhas industriais. Sua ampla utilização deve-se à eficiência, à versatilidade e à capacidade de produzir resultados consistentes e de alta qualidade. Os fornos combinados são equipados com controles eletrônicos avançados, que permitem ajustar com precisão a temperatura, o tempo de cocção e a umidade, proporcionando um maior controle sobre o processo de cozimento. Além disso, contam com sistemas otimizados de distribuição de calor, que proporcionam uma distribuição uniforme do calor dentro da câmara de cozimento.

Refrigeradores e congeladores

O binômio tempo e temperatura em uma cozinha industrial define muitos procedimentos relacionados com o controle de qualidade higiênico-sanitária. Para auxiliar no armazenamento, descongelamento e resfriamento adequados, os refrigeradores e congeladores são os equipamentos ideais. A legislação orienta que os insumos devem ser mantidos separados de acordo com as características e estabelece como os procedimentos de resfriamento e descongelamento devem ocorrer.

Para realizar o resfriamento dos alimentos em grandes volumes, recomenda-se a aquisição de câmaras frias. As câmaras frigoríficas, além de oferecerem o benefício de armazenar uma quantidade elevada de insumos, possibilitam um controle rígido de temperatura, geralmente possível por um visor digital disponível na parte externa. Esses equipamentos podem ser utilizados tanto para produtos resfriados quanto para congelados, porém é importante definir seu uso antes da instalação, dado que, para configurar a câmara, o responsável deverá decidir a temperatura ideal de entrada e saída, carga térmica, nível de movimentação diária, entre outros fatores importantes para garantir o uso adequado e a longevidade do equipamento.

Em uma cozinha industrial, é possível construir uma câmara fria de acordo com a disponibilidade de espaço e a demanda. Esses equipamentos são constituídos de painéis modulares que possibilitam sua instalação em diferentes espaços. Ainda, é possível adicionar acessórios, como estantes, estrados, cortinas de ar, cortinas de PVC, sistemas de monitoramento de temperatura e umidade e chapa xadrez para proteção.

Outro equipamento que vem ganhando destaque nas cozinhas industriais é o ultracongelador. Esses equipamentos têm um sistema de injeção e circulação de ar gelado que abaixa rapidamente a temperatura dos alimentos cozidos de, em média, 90 °C a 3 °C no interior do alimento no máximo em 90 minutos – no caso do resfriamento – e até –18 °C – no caso do congelamento – em no máximo 4 horas. As preparações submetidas ao ultracongelador podem ser regeneradas com maior qualidade, preservando suas características originais. Isso se deve à forte ventilação a temperaturas muito baixas, com controle da umidade relativa, que faz a água dos alimentos se cristalizar em micropartículas, não danificando, assim, a estrutura destes.

Pass through

O *pass through*, também conhecido como *pass thru*, é um equipamento posicionado estrategicamente entre a produção e a distribuição de refeições – ou seja, entre a cozinha e o refeitório, por exemplo. Sua finalidade é manter os alimentos aquecidos ou refrigerados, conservando os aspectos sensoriais e garantindo a segurança dos comensais. Além de cozinhas industriais, esses equipamentos também são utilizados em indústrias farmacêuticas, químicas e hospitais.

Para acondicionar as refeições, os colaboradores – mais especificamente, os cozinheiros e auxiliares – devem colocar os alimentos em cubas gastronômicas e, depois, posicioná-las no equipamento. Em seguida, os responsáveis pelo refeitório devem pegar as cubas e realizar a reposição conforme demanda. Assim, a aquisição de um *pass through* facilita a logística de distribuição e reduz a mão de obra e o tempo necessários para realizar esse processo.

Em termos técnicos, esse equipamento é composto de um monobloco com isolamento térmico. Aparentam com refrigeradores verticais e demandam instalações elétricas e hidráulicas. Ainda, são dotados de duas portas, uma de cada lado. Há diferentes tipos de *pass through* disponíveis e é possível solicitar um modelo sob medida, de acordo com as demandas da unidade.

Uma característica mutável, por exemplo, é o material das portas do equipamento. Comumente, a porta voltada para o lado da produção é feita com visores de vidro, para que os cozinheiros e auxiliares possam observar a distribuição e quantas cubas gastronômicas ainda estão disponíveis. Por sua vez, a porta voltada para o refeitório geralmente é feita de aço inox sem visor, para que os comensais não observem o que há em seu interior. Ainda, o equipamento pode contar com acabamento em aço ou alumínio, lâmpadas UV, porta guilhotina e insuflamento e retorno de ar.

Recomenda-se para UANs corporativas a aquisição de dois tipos de *pass through*: um quente, específico para os pratos que necessitam manter a temperatura acima de 60 °C, e um refrigerado, para aqueles alimentos que devem ser acondicionados em temperaturas inferiores a 10 °C, como saladas e das sobremesas. Em restaurantes em que o serviço é *à la carte*, sugere-se o uso de carros térmicos em vez de *pass through*, em virtude da logística.

Assim como ocorre com os demais equipamentos de uma UAN, são necessários alguns cuidados para garantir sua durabilidade e eficácia. A instalação deve ser feita em um local arejado e fora do alcance de raios solares, correntes de ar ou fontes de calor, como fogão. Ainda, os fabricantes alertam que o piso do local precisar estar seco e nivelado. A higienização deve ser realizada sempre que necessário. Para isso, os responsáveis deverão desconectar o equipamento da tomada e utilizar um pano umedecido com água e sabão neutro. As partes de vidro e metálicas podem ser higienizadas com álcool.

Os principais danos que ocorrem nesse equipamento são decorrentes de uma higienização inadequada. Portanto, treinar os colaboradores é indispensável. Em hipótese alguma o quadro elétrico, o compressor, o ventilador ou o condensador devem entrar em contato com água.

Chapas

A chapa é um dos equipamentos mais versáteis da cozinha e contribui na produção de um grande volume de refeições em diminuto tempo. Trata-se de uma superfície lisa e plana que atinge altas temperaturas, facilitando o preparo de carnes e hortaliças, por exemplo. Graças a essa característica, esse equipamento é de fácil higienização. Os materiais mais comuns de chapas para cozinhas industriais são o ferro e o aço inox, sendo o aço mais requisitado, dados sua durabilidade e alto aquecimento.

Ao planejar a aquisição desse equipamento, é importante definir entre uma chapa a gás ou elétrica. Aquelas a gás apresentam a distribuição de temperatura mais uniforme e atingem temperaturas mais altas, em menor tempo. O modelo elétrico geralmente é mais caro e pode elevar os custos da unidade a longo prazo. Há, ainda, de se considerar o tamanho da chapa para a cozinha industrial. Usualmente, as chapas têm comprimento de até 50 cm – principalmente aquelas projetadas para hamburguerias e restaurantes menores. Para unidades com maior volume de refeições, sugere-se usar modelos de 80 a 100 cm de largura.

A *char broiler*, também conhecida como *grelha*, pode ser considerada um "parente próximo" da chapa. Como diferencial, esse equipamento tem grades acima da fonte de calor, conferindo ao alimento – quando prensado – marcas verticais, proporcionando uma finalização que remete ao churrasco. Seu mecanismo depende do fogo alto e da geração de calor por meio de aquecimento a gás ou elétrico, similar às chapas. Como desvantagem, esse equipamento tem custo elevado e demanda maior tempo e mão de obra.

Um dos erros mais comuns cometidos durante o uso de chapas é a higienização inadequada. O procedimento correto inicia-se pela raspagem dos resíduos. Nessa etapa, é preciso retirar todos os resíduos liberados com uma espátula exclusiva para esse fim. Recomenda-se realizar esse procedimento com a chapa ainda quente para facilitar a remoção das sujidades. No caso de chapas de aço inoxidável, esse procedimento deve ser realizado com os movimentos no sentido dos frisos do inox.

Posteriormente, é orientado realizar a higienização com detergente desengordurante. Por fim, deve-se fazer a selagem da chapa com óleo para retirar possíveis restos de produtos e evitar a ferrugem.

Bebedouro, refresqueira e máquinas de café
Tão importante quanto planejar os equipamentos para a produção de refeições é o profissional responsável considerar o maquinário ideal para suprir a demanda de bebidas – tanto interna, no caso dos próprios colaboradores da UAN, quanto externa, no caso dos clientes. No que respeita ao fornecimento de água, há a possibilidade de utilizar filtro, purificador e bebedouro. No que tange aos bebedouros, deve-se considerar as orientações expressas na legislação vigente, sendo necessário averiguar as resoluções de cada cidade e estado. Como definição, o bebedouro de água é um equipamento que fornece acesso a água filtrada por água encanada que vem das estações de tratamento da região, ou mineral, em garrafões.

Os equipamentos mais modernos possibilitam ajustes mais sensíveis de temperatura, sendo natural, fresca ou gelada. Além disso, há grande diversidade de tamanhos e capacidades. Por sua praticidade, esse equipamento é muito utilizado em empresas e demais ambientes corporativos. O purificador, por sua vez, oferece água assim como o bebedouro, porém com um *design* diferenciado e a utilização de filtro.

Para produções em larga escala e refeitórios com alto número de comensais, pode-se optar por um bebedouro industrial, uma vez que seu reservatório possibilita o armazenamento e a refrigeração de uma grande quantidade de líquidos. Comumente, os equipamentos armazenam de 25 a 200 L. Os bebedouros podem ainda ser de coluna ou de bancada. O modelo de coluna é o modelo tradicional e mais utilizado – principalmente por ser fixado diretamente no piso, sem necessidade de um suporte. Ainda, apresenta filtro de carvão para eliminar o cloro e as impurezas da água, o qual precisa ser trocado apenas após o consumo de 6 mil litros ou 6 meses de uso. É, desse modo, um aparelho que favorece a economia da unidade. Já o bebedouro de bancada não tem suporte.

Assim, como o próprio nome diz, é necessário optar por uma bancada de apoio para sua sustentação. Por ser compacto, geralmente é utilizado em ambientes menores e áreas administrativas da UAN.

Além desses modelos, o profissional poderá optar pelo bebedouro de garrafão ou pelo bebedouro de água suspenso. O primeiro não conta com uma entrada de água externa nem com um filtro. Seu abastecimento deve ser realizado por um colaborador e a troca é frequente. Assim, seu uso é recomendado apenas para locais sem estrutura hidráulica para o abastecimento do bebedouro. Já o bebedouro suspenso é recomendado para unidades em que há a necessidade constante de limpeza do chão, como no caso de hospitais. Esse modelo precisa de uma pia ou cuba. Após o início da pandemia de Covid-19, outro modelo passou a ter alta demanda no mercado: o bebedouro sem contato. Esse equipamento é acionado por meio de um sensor; assim, os colaboradores e clientes não precisam encostar no aparelho.

Outro aspecto importante a considerar no planejamento desses equipamentos é a legislação vigente e as orientações relativas ao fornecimento de água. As principais normas que englobam essa área são as de Segurança do Trabalho e Saúde Ocupacional, sendo elas a Norma Regulamentadora 18: Condições e Meio Ambiente de Trabalho na Indústria da Construção; a Norma Regulamentadora 24: Condições Sanitárias e de Conforto nos Locais de Trabalho; e a Norma Regulamentadora 30: Segurança e Saúde no Trabalho Aquaviário. Essas normas obrigam o empregador a fornecer água potável a seus empregados, bem como a manter os bebedouros sempre higienizados e com a comprovação de potabilidade armazenada.

Além disso, os bebedouros devem apresentar o selo do Instituto Nacional de Metrologia, Qualidade e Tecnologia (Inmetro), que assegura que o equipamento atende às regras de qualidade e segurança determinadas por esse órgão.

Sobre o fornecimento de outras bebidas em uma cozinha industrial, o principal equipamento utilizado é a refresqueira – utilizada para preparo, armazenamento, homogeneização, refrigeração e distribuição de bebidas.

Disponível em diferentes *designs*, é possível optar por um aparelho que armazene mais de um sabor de bebida e em diferentes capacidades.

Um dos materiais mais utilizados nesses equipamentos é o inox, altamente recomendado para restaurantes, por sua estética e pela praticidade na higienização e na conservação de temperatura. Para garantir a conservação de temperatura, é preciso, após a adição de água, aguardar o resfriamento ideal, o qual ocorre de duas a duas horas e meia depois, com entrada de 25 °C e saída de 8 °C. Para realizar o cálculo da capacidade necessária da refresqueira, deve-se considerar o número de comensais e a média de consumo de bebidas no local. Geralmente, é utilizado como base 200 mL por pessoa. Assim, refresqueiras de até 100 L são recomendadas para locais com dimensionamento reduzido, pois, apesar de armazenarem boa quantidade de líquido, têm largura ideal para espaços pequenos. Equipamentos maiores são indicados para espaços de grande circulação e que atendam durante o dia todo, por exemplo.

Outro equipamento a ser mencionado é a cafeteira industrial, indicada para estabelecimentos comerciais do ramo alimentício, como bares, restaurantes, lanchonetes e padarias. Nas UANs institucionais, esse equipamento pode ser utilizado tanto para distribuição de café no refeitório/restaurante quanto para distribuição nos setores administrativos da empresa. Assim, é de suma importância escolher o tamanho adequado desse aparelho para a unidade, conforme a demanda do local. No mercado, há vasta variedade de cafeteiras, desde os modelos manuais até os semiautomáticos e automáticos.

As cafeteiras podem ter diferentes capacidades. Para calcular a ideal para a unidade, é necessário calcular o consumo *per capita* e o número estimado de comensais, como no caso das refresqueiras. Os modelos disponíveis iniciam em torno de 1 a 2 L e podem chegar até a 20 L de café. Apesar de diferenças significativas entre os equipamentos, alguns itens podem ser encontrados em todos os modelos, tais como:

- **Suporte do filtro**: É o lugar onde está localizado o filtro e onde se encontram os bicos de saída de café.

- **Controles:** São os comandos com os quais é possível modificar os parâmetros da cafeteira. Dependendo do tipo de máquina, diferentes aspectos podem ser modificados. Os controles podem ser digitais ou interruptores manuais.
- **Manômetros:** Sua função é medir e indicar a pressão.
- **Depósito para água:** É o lugar onde se armazena a água fria, essencial para preparar o café. Sua capacidade pode variar de uma cafeteira para outra. Pode ser desmontável ou não.

Bandejas e tábuas

As bandejas utilizadas em *self-service* são um dos itens que mais sofrem depreciação, dado seu uso diário e frequente pelos comensais. Antigamente, o modelo mais utilizado era o de alumínio, porém a maioria das empresas tem buscado adquirir os modelos de plástico, principalmente por seu custo – uma bandeja de plástico pode custar até seis vezes menos que o mesmo modelo produzido em alumínio.

Os fabricantes afirmam que a demanda de manutenção é relativamente baixa, porém as cozinhas industriais precisam respeitar as orientações de manuseio e higiene. A higienização das bandejas pode ser realizada em máquinas de lavar louça, seguindo a recomendação de temperatura de 75 °C para plástico polipropileno e 100 °C para plástico tipo ABS, ou manualmente com pano umedecido.

Os modelos atuais para refeitório têm tamanho padrão de 48 × 33 cm e podem ser empilháveis, contribuindo para a logística e a guarda de itens da UAN, além de possibilitar a inclusão da logomarca, tornando o produto totalmente personalizável. Para serviços hospitalares, há a possibilidade de personalizar o exterior da bandeja com figuras e informações, além de permitir a escolha do número de divisões conforme o cardápio da unidade.

No fornecimento de refeição para pacientes em hospitais, recomenda-se o uso de bandejas térmicas. Esses utensílios oferecem várias vantagens, como a fácil higienização e o transporte das refeições. Pode-se encontrar diferentes modelos no mercado. Os mais comuns têm capacidade de volume para refeições de 1 L a 1,5 L e apresentam quatro compartimentos para preparações quentes e uma cavidade externa para preparações frias, como salada ou sobremesa. No caso de o serviço hospitalar optar pelo uso das bandejas térmicas, o Serviço de Nutrição e Dietética (SND) deve adotar um procedimento adequado de operação para recolhimento desses itens e de higienização.

As tábuas de corte são utensílios fundamentais em toda cozinha industrial e devem seguir as normas da legislação vigente para evitar uma possível inadequação no controle de qualidade. Conforme determina a RDC n. 216/2004, a superfície dos utensílios utilizados no preparo dos alimentos deve ser lisa, impermeável, lavável e estar isenta de rugosidades, frestas e outras imperfeições que possam comprometer a higienização e se tornarem fontes de contaminação dos alimentos. Portanto, a utilização de utensílios de madeira e bambu não é permitida nas UANs. Como alternativa, recomenda-se o uso de tábuas de plástico, mais especificamente feitas de polietileno.

É comum encontrar gestores que não compactuam com o uso de tábuas de plástico, pois alegam que esse tipo de material também pode sofrer danos que ocasionem uma possível contaminação ao alimento, devido a possíveis ranhuras em sua superfície. Por isso, a unidade deve adotar um procedimento de higienização rigoroso e seguir todas as orientações estabelecidas pelo fabricante.

Alertamos que as tábuas de corte têm cores diferentes. Essa diferenciação auxilia na organização do pré-preparo das receitas, evitando uma possível contaminação cruzada. O Brasil ainda carece de legislação que confirme quais cores devem ser utilizadas para cada tipo de alimento, porém há um consenso nas cozinhas industriais, conforme descrito a seguir:

- Azul – pescados e frutos do mar crus.
- Amarela – carnes brancas cruas.
- Vermelha – carnes vermelhas cruas.

- Branca – pães e laticínios.
- Marrom – alimentos cozidos.
- Verde – frutas e verduras.

A utilização de tábuas de corte de diferentes cores na cozinha industrial contribui para a segurança alimentar. Evitar a contaminação cruzada é uma preocupação primordial, pois pode causar surtos de doenças transmitidas por alimentos.

A organização e a identificação por cores das tábuas de corte simplifica o processo de preparação de alimentos, reduzindo o risco de transferência de bactérias, vírus e outros patógenos entre alimentos crus e cozidos. Além disso, demonstra o compromisso com as boas práticas de higiene e a qualidade na cozinha, assegurando que clientes e funcionários desfrutem de refeições seguras e saborosas.

Figura 2.4 – Exemplo de tábuas coloridas

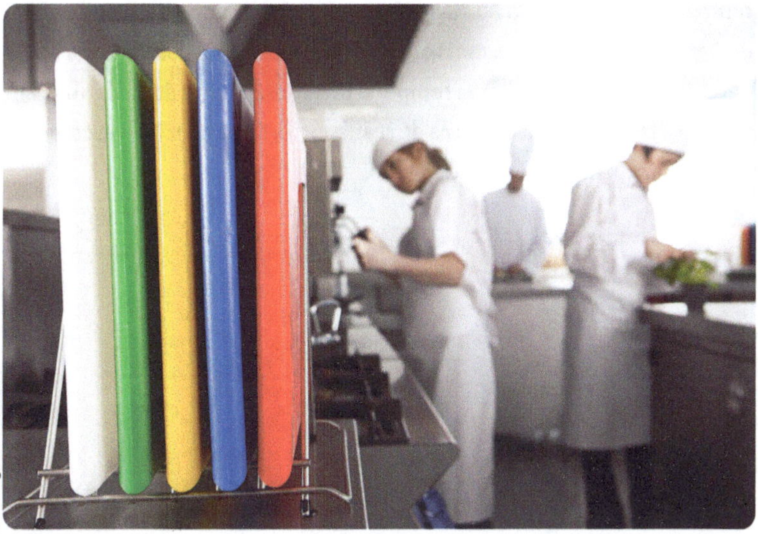

Portanto, investir em tábuas de corte coloridas é uma forma de proteger a saúde e o bem-estar de todos os envolvidos no processo de preparação e consumo de alimentos.

Carro de transporte de alimentos

Ideal para hospitais, hotelaria e cozinhas que utilizam o método *cook and chill*, os carros térmicos de distribuição são uma ótima solução para o transporte seguro de alimentos e a garantia da manutenção da temperatura correta, conforme a legislação vigente. Além dessa vantagem, ao manter a temperatura adequada, os comensais comumente aceitam melhor as preparações servidas, considerando que no hospital uma das principais reclamações dos pacientes é receber reeições frias. Existem diferentes modelos disponíveis no mercado, a maioria deles tem um lado frio e um lado quente, sendo possível acondicionar as bandejas com as refeições montadas separadas graças a uma parede interna isolante.

Os carros térmicos podem controlar a temperatura interna por até 60 minutos; sendo assim, as refeições são entregas quentes e em um tempo hábil, sem atrasos ou intercorrências. Esses equipamentos são indicados para armazenagem e transporte de alimentos aquecidos em temperatura de 65 °C a 80 °C e alimentos refrigerados na temperatura de 2 °C a 6 °C. Os modelos mais atuais têm um sistema computadorizado em que é possível regular as temperaturas desejadas e acompanhar em gráfico a temperatura do carro de transporte, tendo, inclusive, câmeras para garantir um transporte seguro.

Figura 2.5 – Exemplo de carro de transporte de refeições

andrekoehn/Shutterstock

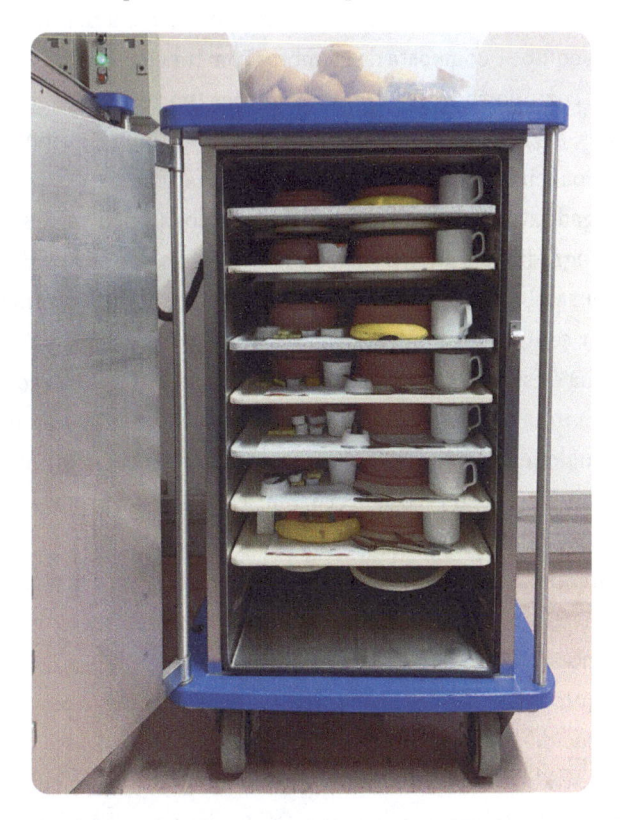

De acordo com as especificações técnicas, os equipamentos geralmente são fabricados – tanto corpo externo quanto corpo interno – em aço inoxidável e contam com isolação em poliuretano de alta densidade.

2.2 **Brigada de cozinha em ambiente hospitalar**

Na gastronomia, a brigada de cozinha se refere à equipe de profissionais que trabalham em conjunto para garantir o funcionamento eficiente e organizado de uma cozinha. O termo *brigada* é oriundo da culinária francesa e é usado para descrever a estrutura hierárquica e a divisão de responsabilidades da equipe de cozinha. A brigada de cozinha é liderada pelo *chef* de cozinha, que supervisiona e coordena as atividades da equipe. A equipe é composta de membros com funções específicas, como *sous chef*, cozinheiros de diferentes estações (por exemplo, cozinheiro de carnes, cozinheiro de peixes, cozinheiro de legumes), ajudantes de cozinha, padeiros, confeiteiros, entre outros.

A brigada atua no processo de preparação dos alimentos, desde a seleção dos ingredientes até o preparo e a montagem dos pratos. A divisão de responsabilidades permite uma distribuição eficiente do trabalho e um maior controle de qualidade na produção dos alimentos. A brigada de cozinha é essencial para garantir a eficiência, a organização e a qualidade em uma cozinha, seja ela de um restaurante, hotel ou hospital, seja de qualquer outra instituição que ofereça serviços de alimentação.

É na cozinha hospitalar que ocorrem a aquisição, o armazenamento, a produção, a distribuição e o serviço de refeições. A estrutura da cozinha hospitalar serve como base para definir aspectos organizacionais, processos, fluxos, equipamentos, recursos humanos e outros elementos importantes.

As equipes de cozinha podem variar de acordo com a estrutura e a quantidade de refeições de cada hospital, assim como o sistema de produção (centralizado ou descentralizado) e o método de distribuição (bufê, empratamento ou serviço de copa). Os profissionais envolvidos nessa área abrangem diferentes funções e cumprem papéis específicos para garantir o bom funcionamento da cozinha e a qualidade das refeições servidas. Os profissionais envolvidos são:

- **Nutricionista**: É o profissional da área da saúde com conhecimento em alimentação, nutrição e saúde, capacitado para atuar na prevenção de doenças relacionadas à alimentação e na promoção da saúde, realizando orientação nutricional, planejamento e elaboração de dietas e cardápios adequados e/ou adaptados a um público específico.

- **Técnico de nutrição e dietética (TND):** Atua na promoção da saúde por meio da alimentação e da nutrição, porém não prescreve dietas como os nutricionistas.
- *Chef* **de cozinha:** Tem formação e experiência em cozinha, e assume o mais alto cargo em uma cozinha profissional. A ele se submetem todos os outros profissionais de cozinha, como cozinheiros, confeiteiros e garçons. Pode trabalhar como gerenciador das produções culinárias e na administração da cozinha, fazendo contratação, treinamento, compras, cálculo de custos e formação de preço de venda.
- **Cozinheiro:** Executa as receitas (operacional). Há no mercado profissionais que despontaram dentro da cozinha, com e sem formação acadêmica. Por isso, no mercado de trabalho, há profissionais que desenvolvem atividades somente operacionais, e outros desenvolvem tarefas operacionais e administrativas, como treinamento, contagem de estoque, pedidos de compras, elaboração de fichas técnicas etc.
- **Auxiliar de cozinha:** Realiza, em muitos casos, a higienização, os cortes, o *mise en place* (pré-preparo) para os cozinheiros. Em geral, nas cozinhas há mais auxiliares do que cozinheiros, e são eles que normalmente se tornam cozinheiros, por terem adquirido experiência. Em cozinhas profissionais, além da formação acadêmica, é necessário ter experiência, razão por que, frequentemente, trabalhar como auxiliar de cozinha é o meio de se tornar cozinheiro profissional.
- **Copeiro:** Atua desde a preparação e o serviço de cafés nas empresas até a montagem de bandejas e a entrega nos quartos de hospitais e clínicas. Atender o público da empresa, servir alimentos e bebidas, retirar louças e utensílios, cuidar da organização, limpeza e conservação da copa-cambuza são funções dos copeiros.
- **Equipe de limpeza:** É formada pelos colaboradores que cuidam da limpeza da cozinha, do salão ou da copa, o que inclui equipamentos, móveis, utensílios e a estrutura física, como paredes e pisos.

2.3 Implantação do serviço de gastronomia hospitalar

Em qualquer serviço de alimentação, as etapas produtivas são dinâmicas e um mesmo colaborador pode ter diversas atribuições, de acordo com a necessidade do momento. Em geral, há um tempo determinado para a execução das tarefas, pois o binômio *atividade-tempo* se faz presente durante toda a jornada de trabalho. Para cada atribuição de sua escala de serviço, é necessário que o colaborador apresente uma característica diferente. Há funções que exigem mais agilidade, ou força ou habilidades manuais minuciosas; enfim, para as diversas tarefas existem diferentes características.

Discutir com a equipe formas de melhoria do trabalho, reconhecer a importância de cada um no processo produtivo, assim como ouvi-los e comunicar-se de forma franca são ações que permitem tornar o ambiente de trabalho mais agradável e satisfatório – consequentemente, mais produtivo. Embora os serviços de saúde tenham sido uma das últimas organizações sociais a adotar os modelos de qualidade, o fator que vem contribuindo para superar essa situação é a disputa de mercado entre as instituições hospitalares.

Desde os anos 2000, alguns hospitais da região central de São Paulo têm apresentado mudanças no padrão de atendimento e na prestação de serviço. Isso alterou o paradigma de que qualidade é uma preocupação de outras organizações, como as indústrias. No entanto, essa preocupação ainda se referia às condições necessárias aos procedimentos médicos e ao processo de trabalho, não levando em consideração outras necessidades e/ou serviços, como atendimento da equipe de enfermagem, assistência 24 horas, avaliação dos resultados com o paciente e a estrutura física do hospital. Atualmente, tem se enfatizado a qualidade na assistência à saúde em um mercado competitivo (Pereira; Pereira, 2015).

Hoje, a gastronomia hospitalar é um importante diferencial na prestação do serviço hospitalar. Os cardápios são mais elaborados, diferenciados e preparados para os pacientes e para seus acompanhantes.

Um serviço de alimentação de excelência é tão significativo que pode auxiliar a fidelizar a clientela (Souza; Nakasato, 2011). Frisamos que a qualidade do serviço não passa somente pelo cardápio e pela execução dos pratos, mas também pela qualidade dos insumos, que tem início na escolha dos fornecedores, pelas boas práticas de manipulação de alimentos, que garantem alimentos seguros, e pelo serviço de copa, responsável pela distribuição das refeições nos quartos e nas enfermarias. A qualidade depende da soma de esforços e ações de todos os profissionais envolvidos.

2.3.1 Treinamento de colaboradores

Em cozinhas industriais, onde a produção em larga escala é essencial para atender às demandas de refeições para muitas pessoas, é imprescindível ter uma equipe bem-treinada, garantindo eficiência, segurança alimentar e qualidade dos pratos. Um treinamento adequado capacita os funcionários, promove o trabalho em equipe e melhora a produtividade geral. Neste tópico, esclareceremos como realizar um treinamento de equipe para cozinhas industriais.

Conhecer as boas práticas de higiene e segurança alimentar é incontornável para todos os membros da equipe de cozinha industrial. Isso inclui aspectos como lavagem adequada das mãos, manipulação correta dos alimentos, armazenamento adequado, controle de temperatura e prevenção de contaminação cruzada. O treinamento inicial deve abordar esses princípios e ser acompanhado de lembretes regulares para garantir que todos os funcionários os sigam.

2.3.2 Treinamento técnico

Além das práticas de segurança alimentar, é essencial fornecer treinamento técnico específico para as tarefas desempenhadas na cozinha industrial. Isso pode incluir técnicas de corte, preparação de alimentos, uso adequado de equipamentos e utensílios, controle de estoque e preparação de receitas em grande escala. Os funcionários devem receber orientações detalhadas e oportunidades de praticar as habilidades aprendidas durante o treinamento.

O treinamento é determinante para o bom funcionamento e o sucesso de equipes de cozinha. A importância do treinamento reside no fato de que ele capacita os membros da equipe a adquirir as habilidades e os conhecimentos necessários para desempenhar suas funções de maneira eficiente, segura e consistente. Um treinamento adequado proporciona aos membros da equipe a oportunidade de aprender as técnicas culinárias corretas, as práticas de higiene e segurança alimentar, além de desenvolver habilidades de trabalho em equipe e comunicação eficaz. Isso resulta em maior produtividade e eficiência na cozinha, minimizando erros e retrabalhos.

Além disso, o treinamento contínuo permite que a equipe esteja atualizada sobre as novas tendências gastronômicas, técnicas inovadoras e novos equipamentos. Isso favorece a criação de pratos inovadores e de alta qualidade, atendendo às expectativas dos clientes e mantendo a competitividade no mercado. Outro aspecto importante do treinamento é o desenvolvimento de liderança. Ao capacitar os membros da equipe com habilidades de liderança, eles podem assumir responsabilidades adicionais, supervisionar outros membros e garantir um ambiente de trabalho harmonioso e motivador.

Salientamos que as cozinhas industriais são ambientes de trabalho acelerados, onde a comunicação eficaz e o trabalho em equipe são cruciais. O treinamento deve enfatizar a importância da comunicação clara entre os membros da equipe, estabelecendo padrões para pedidos, alertas de segurança e troca de informações relevantes. Exercícios práticos que promovam a colaboração e a coordenação também podem ser incorporados ao treinamento.

Ressaltamos, ainda, que, dentro das UANs, o tempo é um recurso valioso. Os funcionários precisam ser bem-treinados em técnicas de gestão de tempo e organização para garantir que as refeições sejam preparadas de acordo com os prazos estabelecidos. O treinamento pode incluir estratégias para otimizar o fluxo de trabalho, como pré-preparação de ingredientes, delegação eficiente de tarefas e organização adequada dos espaços de trabalho. No Quadro 2.1 estão descritas sugestões de treinamentos e metodologias que podem ser aplicados no contexto da gastronomia hospitalar.

Quadro 2.1 – Sugestões de treinamentos em cozinhas industriais hospitalares

Higiene e segurança alimentar	O treinamento pode abordar tópicos como boas práticas de higiene pessoal, manipulação segura de alimentos, controle de temperatura, prevenção de contaminação cruzada, limpeza e desinfecção de utensílios e superfícies, além do gerenciamento de resíduos.
Técnicas culinárias e preparação de alimentos	Pode incluir temas como cortes de alimentos, técnicas de cocção (como grelhar, assar, cozinhar a vapor), preparação de molhos e temperos e montagem de pratos.
Dietas especiais e restrições alimentares	O treinamento pode abordar conhecimentos sobre diferentes tipos de dietas terapêuticas, como dietas líquidas, hipossódicas, hipercalóricas, entre outras. A equipe deve aprender a preparar os alimentos de acordo com essas restrições, garantindo a segurança e a qualidade das refeições.
Gerenciamento de estoque e controle de estoque	Pode abordar temas como recebimento de mercadorias, armazenamento correto, controle de validade, organização do estoque e métodos de inventário.
Atendimento ao cliente e comunicação	Pode abordar habilidades de comunicação, empatia, resolução de problemas, lidar com reclamações e situações difíceis, além de orientações sobre postura profissional e trabalho em equipe.

Com relação às metodologias, é possível utilizar uma abordagem teórica e prática, combinando aulas teóricas com demonstrações práticas, exercícios em grupo, estudos de casos, simulações de situações reais, treinamentos *on-line* ou presenciais, entre outros. É importante adaptar a metodologia ao perfil da equipe e às necessidades específicas da cozinha industrial hospitalar.

Síntese

Uma boa gestão em uma unidade de alimentação hospitalar é de extrema importância para garantir a qualidade e a segurança dos alimentos oferecidos aos pacientes. O espaço físico adequado é essencial para oferecer ambientes funcionais e higiênicos, permitindo uma manipulação segura dos alimentos e evitando a contaminação cruzada. Além disso, uma gestão eficiente deve implementar medidas de segurança alimentar rigorosas, seguindo normas e regulamentações sanitárias, a fim de prevenir doenças transmitidas por alimentos. Isso inclui o controle de temperatura, a correta higienização dos utensílios e equipamentos, o armazenamento adequado dos ingredientes, entre outras práticas fundamentais. Por fim, as boas práticas de fabricação (BPF) devem ser amplamente adotadas, envolvendo desde a seleção criteriosa dos fornecedores até o treinamento contínuo da equipe. Com uma gestão bem-estruturada, é possível assegurar a segurança, a qualidade nutricional e a satisfação dos pacientes, contribuindo para a recuperação e o bem-estar de todos.

> **Para saber mais**
> Para compreender a gestão de UANs, consulte o material *Planejamento e organização de UAN*, de Tatiana Cristina Teixeira Eto.
>
> ETO, T. C. T. **Planejamento e organização de UAN**. Londrina: Editora e Distribuidora Educacional, 2019. Disponível em: <http://cm-kls-content.s3.amazonaws.com/201901/INTERATIVAS_2_0/PLANEJAMENTO_E_ORGANIZACAO_DE_UAN/U1/LIVRO_UNICO.pdf>. Acesso em: 15 ago. 2023.

Questões para revisão

1. Qual é o objetivo principal das boas práticas de fabricação (BPF) na indústria de alimentos?
    a) Melhorar a eficiência energética da produção.
    b) Reduzir o desperdício de matéria-prima.
    c) Garantir a segurança alimentar e a qualidade dos produtos.
    d) Aumentar a produtividade da linha de produção.
    e) Minimizar os custos operacionais da empresa.

2. A RDC n. 216/2004 é uma resolução da Agência Nacional de Vigilância Sanitária (Anvisa) que estabelece requisitos para qual tipo de estabelecimento?
    a) Padarias.
    b) Restaurantes de comida rápida.
    c) Lanchonetes.
    d) Bistrôs.
    e) Todas as alternativas anteriores.

3. De acordo com a RDC n. 216/2004 da Anvisa, os pisos e as paredes de uma UAN devem ser
   a) revestidos com materiais impermeáveis, de fácil limpeza e não absorventes.
   b) revestidos com carpetes e papéis de parede para garantir o conforto estético.
   c) construídos com materiais orgânicos para evitar a contaminação química dos alimentos.
   d) revestidos com cerâmica e madeira para proporcionar um ambiente aconchegante.
   e) revestidos com tintas à base de chumbo para prevenir o crescimento de microrganismos.
4. De acordo com a RDC n. 216/2004 da Anvisa, quais são os principais requisitos e diretrizes estabelecidos para garantir BPFs em UANs hospitalares?
5. Cite três benefícios diretos da aplicação das BPFs em uma UAN hospitalar.

Questões para reflexão

1. Qual é a importância das BPFs na garantia da segurança alimentar em cozinhas hospitalares?
2. Como as cozinhas hospitalares podem contribuir para a recuperação e o bem-estar dos pacientes por meio de uma alimentação adequada?
3. Qual é a importância do serviço de copeiras em uma cozinha hospitalar e como elas podem contribuir para a segurança alimentar?
4. Como a segurança alimentar em uma cozinha hospitalar pode influenciar diretamente a recuperação e o bem-estar dos pacientes?
5. Como a prática da dietoterapia em uma cozinha hospitalar pode auxiliar na recuperação dos pacientes?

Capítulo 3

Dietas hospitalares

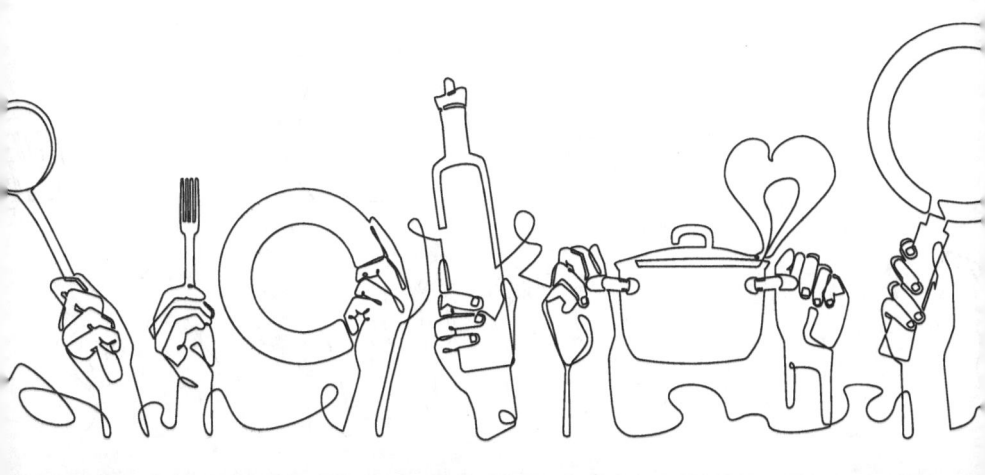

Conteúdos do capítulo
- Fluxograma de produção e distribuição da dieta hospitalar.
- Principais limitações nutricionais e sensoriais das dietas.
- Dietas com modificação de nutrientes.
- Dietas com modificação de consistência.
- Cenário atual e perspectivas.

Após o estudo deste capítulo, você será capaz de:
1. distinguir as dietas hospitalares;
2. indicar os pontos decisivos na prescrição de dietas hospitalares;
3. identificar as implicações da internação na ingestão alimentar dos pacientes;
4. citar as recomendações dietéticas para cada diagnóstico clínico;
5. identificar a estrutura de um manual de dietas hospitalares.

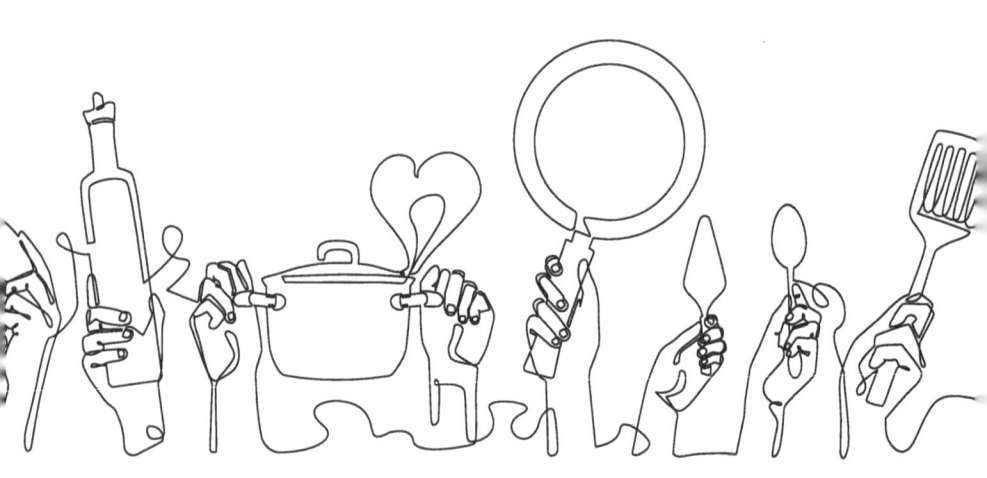

3.1 A importância da dietoterapia

No ambiente hospitalar, a nutrição ajuda a promover a saúde e atender às necessidades individuais de cada paciente. Para cumprir essa tarefa, os profissionais da nutrição precisam compreender as doenças e as condições de saúde comumente encontradas nesse contexto, além de conhecer alergias, intolerâncias e restrições alimentares, como a restrição ao consumo de sal.

Ademais, os hospitais oferecem serviços de hospitalidade, pois os pacientes podem ter restrições ou dietas específicas, mas seus acompanhantes podem não apresentar as mesmas necessidades. Além disso, é preciso levar em conta exigências alimentares relacionadas a questões religiosas ou convicções, como o caso dos veganos. Em síntese, tanto pacientes quanto acompanhantes podem ter, além de alergias, intolerâncias e restrições, preferências alimentares.

Dessa forma, é fundamental que a equipe de nutrição e alimentação nos hospitais esteja preparada para lidar com essa diversidade de necessidades e preferências. É necessário realizar uma avaliação de cada paciente, levando em consideração suas restrições, preferências, objetivos nutricionais e condições de saúde. Isso possibilita o planejamento de dietas personalizadas, garantindo que cada indivíduo receba os nutrientes necessários de acordo com suas necessidades específicas.

Além disso, a equipe deve estar aberta ao diálogo e à comunicação efetiva com os pacientes, acompanhantes e demais profissionais de saúde. Isso auxilia obter informações precisas sobre as necessidades alimentares de cada indivíduo, garantindo que sejam fornecidas opções adequadas e satisfatórias. Respeitar as preferências e restrições alimentares contribui para uma experiência mais positiva e humanizada no ambiente hospitalar.

As dietas hospitalares podem ser padronizadas segundo as modificações qualitativas e quantitativas da alimentação normal, assim como de acordo com consistência, temperatura, volume, valor calórico total, alterações de macronutrientes e restrições de nutrientes. Com isso, podem ser classificadas com base em suas principais características, indicações e alimentos ou preparações que serão servidos. Além das possíveis modificações de consistência e de nutrientes, o ambiente hospitalar pode apresentar implicações ao estado nutricional dos indivíduos. Ainda, todas as preferências e características dos pacientes devem ser consideradas no plano alimentar, conforme explicaremos a seguir.

3.1.1 Dietas com modificação de nutrientes e/ou restrição de alimentos

As dietas terapêuticas são modificações quantitativas e qualitativas da dieta normal. As adaptações podem ocorrer mediante: a mudança de consistência dos alimentos (dieta geral, branda, pastosa, leve, líquida); o aumento ou a diminuição no valor energético (dieta hipocalórica ou hipercalórica); o aumento ou a diminuição no tipo de alimento (dieta hipossódica, rica em fibras, rica em ferro, pobre em potássio, com baixo teor de lactose, sem irritantes gástricos, pobre em resíduos); e o ajuste na proporção e no equilíbrio de proteínas, gorduras, carboidratos e/ou nutrientes específicos (dieta para diabéticos, hipoproteica ou hipolipídica). A prescrição dessas dietas é feita pela equipe médica e a escolha dos alimentos e a composição do cardápio competem ao Serviço de Nutrição e Dietética (SND), apresentando manuais próprios adaptados à realidade de cada instituição.

Um exemplo de dieta com modificação ou restrição de nutrientes e alimentos é a dieta pobre em resíduos. Uma dieta pobre em resíduos, também conhecida como *dieta de baixos resíduos* ou *dieta de fácil digestão*, é um plano alimentar que visa reduzir a quantidade de alimentos que deixam resíduos não digeridos no trato gastrointestinal. Essa dieta é frequentemente recomendada para pessoas que estão se recuperando de cirurgias abdominais, têm condições intestinais sensíveis ou estão passando por problemas digestivos.

A dieta pobre em resíduos consiste em alimentos de fácil digestão e com baixo teor de fibras. Ela exclui alimentos que são mais difíceis de serem digeridos, como alimentos integrais, sementes, cascas de frutas e vegetais fibrosos. Em vez disso, enfatiza o consumo de alimentos refinados, carnes magras, aves, peixes, ovos, laticínios sem gordura ou com baixo teor de gordura, frutas e vegetais cozidos e enlatados, além de grãos refinados.

O objetivo dessa dieta é reduzir o estresse no sistema digestivo, diminuir a frequência e o volume das evacuações, aliviar a diarreia, a inflamação intestinal e os sintomas de desconforto abdominal. É importante ressaltar que essa dieta é geralmente seguida por um curto período, sob orientação médica ou nutricional, e não é recomendada como um plano alimentar a longo prazo, pois pode resultar em deficiências nutricionais em razão da restrição de fibras e outros nutrientes encontrados em alimentos não incluídos nela.

Outro exemplo é a dieta rica em fibras, a qual consiste em um plano alimentar que enfatiza o consumo de alimentos que são naturalmente ricos em fibras, como frutas, vegetais, grãos integrais, legumes, nozes e sementes. Essa dieta é benéfica para a maioria das pessoas, pois as fibras contribuem para a saúde digestiva, a prevenção de doenças e o bem-estar geral.

A dieta rica em fibras é especialmente recomendada para pessoas que desejam melhorar a saúde do sistema digestivo, prevenir ou tratar problemas como constipação, hemorroidas, síndrome do intestino irritável e diverticulose. Ela também pode ser benéfica para pessoas que buscam controlar o peso, reduzir o risco de doenças cardiovasculares, diabetes tipo 2 e certos tipos de câncer, como o câncer de cólon.

Além desses exemplos, é comum encontrar a prescrição de dietas hipercalóricas e hiperproteicas no ambiente hospitalar. A dieta hipercalórica é um plano alimentar que visa fornecer uma maior quantidade de calorias em comparação com a ingestão calórica diária usual de uma pessoa. É geralmente recomendada para indivíduos que necessitam ganhar peso de forma saudável, como pessoas com baixo peso corporal, atletas em busca de ganho de massa muscular ou indivíduos em recuperação pós-operatória.

Essa dieta é caracterizada pelo aumento da ingestão de alimentos energéticos, entre eles alimentos ricos em gorduras saudáveis (como abacate, nozes e azeite de oliva), carboidratos complexos (como grãos integrais, batata-doce e arroz integral) e proteínas magras (como carnes magras, peixes, frango, ovos e laticínios com baixo teor de gordura).

Já a dieta hiperproteica é um plano alimentar que enfatiza o aumento da ingestão de proteínas. Ela é frequentemente recomendada para pessoas que desejam ganhar massa muscular, como atletas e fisiculturistas, e pode ser indicada para pacientes em recuperação de cirurgias ou lesões. Essa dieta baseia-se no consumo de fontes de proteína de alta qualidade, como carnes magras, frango, peixe, ovos, laticínios, legumes, grãos integrais e suplementos de proteína, se necessário. Convém lembrar que o consumo adequado de água é essencial para ajudar na digestão e na absorção de proteínas.

Outras dietas merecem destaque quando o assunto é a modificação de nutrientes ou a restrição de alimentos. Entre elas, estão a dieta pobre em resíduos, a dieta rica em fibras, a dieta hipercalórica e hiperproteica, a dieta hipossódica, a dieta com baixo teor de lactose, a dieta hipoproteica, a dieta aproteica, a dieta sem irritantes gástricos, a dieta antifermantativa, a dieta pobre em vitamina K, a dieta rica em ferro, a dieta pobre em potássio, a dieta rica em cálcio e a dieta pobre em iodo – das quais falaremos a seguir. Embora a lista pareça extensa, essas são as principais dietas aplicadas no contexto clínico. Entretanto, é importante ressaltar que, dependendo do protocolo de cada unidade hospitalar, podem existir variações ou combinações específicas.

A dieta pobre em resíduos, por exemplo, é uma das mais utilizadas. Como o nome indica, ela é caracterizada por conter baixos teores de fibras, resíduos e lactose. Suas indicações abrangem uma ampla gama de situações clínicas, sendo especialmente recomendada em casos de diarreia, em períodos pré e pós-operatórios e durante as fases agudas de doenças intestinais, como a doença de Crohn e a retocolite ulcerativa. Nesse contexto, os alimentos permitidos são cuidadosamente selecionados, priorizando opções de fácil digestão, como carnes magras, leite e derivados com baixo teor de lactose, frutas e vegetais cozidos, além de bebidas claras, como água de coco e sucos coados. Mesmo em situações que envolvam o consumo de sucos industrializados, é essencial optar por aqueles sem adição de açúcar. Essa atenção aos detalhes contribui para evitar o aumento do volume fecal e a fermentação excessiva, garantindo maior conforto ao paciente.

Por outro lado, quando se fala em uma dieta rica em fibras, o enfoque é completamente diferente. Essa dieta é composta por alimentos que oferecem alta quantidade de fibras solúveis e insolúveis, fundamentais para a saúde intestinal e metabólica. Frequentemente indicada para pacientes diabéticos, também é aplicada em casos de constipação intestinal e como forma de prevenção de doenças cardiovasculares. Nesse tipo de abordagem, o consumo de cereais integrais, grãos, sementes e frutas com casca é altamente estimulado, assim como o de vegetais crus, frequentemente apresentados em saladas, graças à sua elevada concentração de fibras. Em algumas situações específicas, pode ser necessária a suplementação com sachês de fibras para atender às recomendações diárias. No entanto, é imprescindível que essa dieta seja acompanhada de uma ingestão adequada de líquidos, já que o consumo elevado de fibras sem hidratação suficiente pode levar ao efeito oposto, como o agravamento da constipação.

No caso das dietas hipercalórica e hiperproteica, trata-se de um plano alimentar composto por alimentos e preparações que apresentam aumento na quantidade de calorias e proteínas. É interessante notar que a maior parte dessas dietas já traz em seu próprio nome uma descrição básica de suas características. Essa dieta é indicada para pacientes que necessitam de um aporte energético e proteico elevado, como ocorre em casos de desnutrição, pacientes oncológicos e situações de depleção de massa muscular. Nesses casos, é fundamental estimular o consumo de proteínas de alto valor biológico, como carnes magras, ovos e laticínios. Uma dica prática para melhorar a adesão, especialmente em casos de inapetência, é sugerir que o paciente inicie suas refeições pelas proteínas, garantindo assim o consumo completo dessa parte essencial do prato.

Seguindo para a dieta hipossódica, essa é uma das mais comuns nos protocolos hospitalares. Trata-se de uma dieta composta por alimentos ou preparações com baixo teor de sódio, sendo indicada principalmente para pacientes com doenças renais, condições cardiovasculares, retenção hídrica ou ascite. O foco é priorizar o consumo de alimentos *in natura* e minimamente processados, evitando aqueles industrializados que, frequentemente, apresentam altos teores de sódio. O cuidado no preparo das refeições também é importante, devendo-se limitar o uso de sal de cozinha e substituí-lo, sempre que possível, por temperos naturais, como alho, cebola, ervas frescas e especiarias.

Além disso, alimentos ultraprocessados, como embutidos, salgadinhos e refeições prontas, devem ser evitados, não apenas em razão de seu teor elevado de sódio, mas também por conterem conservantes, como o benzoato de sódio. É importante destacar que, no caso específico da dieta assódica – em que não há adição de sal –, o sódio deve ser completamente excluído, o que exige ainda mais atenção no preparo e na escolha dos alimentos. Preservar o sabor da comida é essencial nesses casos, e o uso de temperos naturais torna-se uma estratégia valiosa para estimular o paladar e aumentar a aceitação das refeições.

Em relação ao consumo de proteínas, podemos classificar as dietas em hiperproteica, hipoproteica e aproteica, cada uma com finalidades específicas. A dieta hiperproteica caracteriza-se pelo aumento no consumo de proteínas, enquanto a hipoproteica apresenta uma quantidade restrita desse nutriente. Já a dieta aproteica é definida pela restrição quase total de proteínas, tanto de origem animal quanto vegetal.

No caso da dieta hiperproteica, é comum a utilização de suplementos naturais ou sachês proteicos para potencializar a ingestão. Essa abordagem é indicada para pacientes desnutridos, com depleção de massa muscular, e em situações que demandam maior aporte proteico para cicatrização, como ocorre em pacientes queimados ou no pós-operatório. Nessas situações, é fundamental garantir o consumo de proteínas de alto valor biológico, que são mais bem aproveitadas pelo organismo.

Por outro lado, a dieta hipoproteica é recomendada em condições clínicas que exigem uma restrição controlada de proteínas, como em casos de doenças renais ou hepáticas. Diferentemente da hiperproteica, essa dieta não se baseia em alimentos proibidos ou permitidos, mas sim no cuidado rigoroso com a quantidade de proteínas ingeridas por quilograma de peso corporal por dia, respeitando os limites definidos para cada paciente.

Já a dieta aproteica, com restrição total de proteínas de origem animal e vegetal, tem como objetivo reduzir significativamente a carga metabólica sobre o fígado em casos de insuficiência hepática avançada. Nessa abordagem, é necessário restringir o consumo de proteínas, inclusive as de alto valor biológico, substituindo-as por outras fontes energéticas adequadas.

Vale ressaltar que, historicamente, as dietas hipoproteica e aproteica eram amplamente utilizadas para o manejo de pacientes com encefalopatia hepática. Contudo, evidências recentes mostram que dietas sem proteínas não são mais recomendadas no ambiente hospitalar, uma vez que a exclusão completa desse nutriente pode comprometer o estado nutricional e agravar a condição clínica do paciente. O manejo atual prioriza o equilíbrio proteico, buscando atender às necessidades individuais de cada caso.

Deve-se ainda considerar os casos em que há a presença de irritantes gástricos, ou seja, situações em que distúrbios gástricos causam desconforto ao paciente. Para esses casos, recomenda-se a adoção de uma dieta isenta de irritantes gástricos, composta por alimentos que não estimulem a secreção gástrica. Entre os alimentos a serem evitados estão frituras, café, chás escuros, refrigerantes, pimentas doces, embutidos e frutas ácidas. É importante também desconstruir a crença de que o consumo de leite pode amenizar a dor nesses pacientes. Estudos mostram que o uso do leite para aliviar sintomas gástricos não é recomendado, pois, embora inicialmente possa parecer benéfico, ele pode agravar os sintomas ao estimular a secreção gástrica. Dessa forma, o leite deve ser consumido apenas como parte de uma alimentação equilibrada, em quantidades moderadas e adequadas.

No que diz respeito a nutrientes específicos, destacamos a dieta pobre em vitamina K. Essa dieta é indicada para pacientes que utilizam medicamentos cujo princípio ativo é a varfarina, um anticoagulante. A interação entre a vitamina K e a varfarina ocorre porque a vitamina K está diretamente envolvida no processo de coagulação sanguínea. O consumo excessivo de alimentos ricos nesse nutriente pode reduzir a eficácia do medicamento. Assim, os alimentos evitados nessa dieta incluem verduras e vegetais verde-escuros, lentilha, gema de ovo e azeite de oliva.

Por outro lado, temos a dieta rica em ferro, indicada para pacientes com deficiência desse mineral, como em casos de anemia ferropriva ou absorção inadequada de ferro pelo organismo. Essa dieta é composta por alimentos ricos em ferro, como carnes vermelhas, vísceras (especialmente fígado), vegetais verde-escuros, leguminosas (feijão, lentilha, grão-de-bico) e oleaginosas. Para melhorar a absorção do ferro, é recomendado o consumo de alimentos ricos em vitamina C, como laranja, limão e acerola, junto às refeições. Por outro lado, deve-se evitar o consumo excessivo de alimentos que dificultam a absorção do ferro, como leite, derivados e chás ricos em taninos, especialmente nas refeições principais.

Quando falamos sobre micronutrientes, é importante mencionar a dieta pobre em potássio. Essa dieta é composta por alimentos com baixo teor de potássio sendo frequentemente indicada para pacientes com insuficiência renal aguda ou crônica, já que níveis elevados desse mineral no sangue podem levar a complicações graves, como arritmias cardíacas. Alimentos pobres em potássio incluem maçã, pera, alface, arroz branco e pão francês, enquanto alimentos ricos em potássio, como banana, batata, abacate e espinafre, devem ser evitados ou consumidos em quantidades muito restritas.

Por fim, temos as dietas ricas em cálcio e pobres em iodo. A dieta rica em cálcio é composta por alimentos que fornecem uma maior quantidade desse mineral, como leite e derivados (queijo, iogurte), vegetais de folhas verdes (brócolis, couve) e peixes como sardinha. Ela é indicada para pacientes com necessidades aumentadas de cálcio, como crianças em fase de crescimento, gestantes e indivíduos com osteopenia ou osteoporose. Já a dieta pobre em iodo é indicada para pacientes em tratamento com iodoterapia, como no caso de câncer de tireoide. Essa dieta requer a exclusão de alimentos ricos em iodo, como frutos do mar, peixes de água salgada, alimentos industrializados contendo sal iodado e algas marinhas. Por outro lado, alimentos como frutas frescas, vegetais in natura e cereais simples são permitidos.

3.1.2 Dietas específicas

As dietas específicas tratam de situações especiais, em que a restrição pode ser por um curto período ou se estender conforme a necessidade. Exemplos incluem dietas voltadas para puérperas, dieta Dash (Dietary Approaches to Stop Hypertension), dietas para dislipidemias, diabetes, hepatopatias, doenças renais, doença celíaca, pacientes imunodeprimidos, problemas intestinais e dietas hipoalergênicas. Cada uma dessas abordagens é projetada para promover a saúde, aliviar sintomas e auxiliar no tratamento de condições específicas. Vale ressaltar que os protocolos hospitalares podem variar, trazendo recomendações detalhadas sobre alimentos permitidos e evitados, de acordo com a particularidade de cada instituição. A seguir, apresentamos uma visão geral dessas dietas.

A dieta para puérperas é planejada para atender às demandas nutricionais aumentadas durante o período pós-parto, especialmente para aquelas que estão amamentando. Ela é rica em nutrientes como ferro, cálcio e proteínas, essenciais para a recuperação materna e a produção de leite, enquanto limita alimentos que possam causar desconforto ao bebê, como os que aumentam os gases. Além disso, essa dieta comumente possui um aumento no aporte calórico e hídrico. Recomenda-se evitar alimentos industrializados com baixo teor nutritivo, além de estimulantes como a cafeína.

Em relação à dieta Dash, esta é reconhecida por seu papel no controle da hipertensão. Ela enfatiza o consumo de frutas, vegetais, grãos integrais, laticínios com baixo teor de gordura e a redução de alimentos ricos em sódio, gorduras saturadas e açúcares. As indicações são para pacientes com doenças cardiovasculares e hipertensão, porém diferentes pacientes podem se beneficiar com esta dieta. Os alimentos permitidos são aqueles *in natura* e minimamente processados, enquanto os alimentos evitáveis são aqueles processados e ultraprocessados.

Além da dieta Dash, as dietas específicas para dislipidemias também podem ser benéficas para pacientes com doenças cardiovasculares. No caso de dislipidemias, a dieta busca equilibrar os níveis de colesterol e triglicerídeos. Ela privilegia alimentos ricos em fibras solúveis, como aveia e frutas, além de gorduras insaturadas provenientes de azeite, abacate e peixes. Alimentos processados, frituras e gorduras trans são rigorosamente evitados.

Outro grupo de pacientes que carece de cuidados na saúde cardiovasculares é o grupo de pacientes diabéticos. Para diabetes, a dieta é cuidadosamente ajustada para controlar os níveis de glicose no sangue e evitar complicações metabólicas. O consumo de carboidratos de baixo índice glicêmico, como cereais integrais, e o fracionamento das refeições ao longo do dia são práticas comuns; além de evitar o consumo de alimentos processados e ultraprocessados, como doces em geral. Em pacientes com DM gestacional, recomenda-se estimular a ingestão de alimentos ricos em cálcio e ferro. Adoçantes artificiais são seguros para essa população, mas devem ser consumidos com moderação.

Já para as hepatopatias, a dieta visa proteger o fígado e auxiliar na sua regeneração. Pode-se optar por uma dieta hipercalórica, rica em aminoácidos de cadeira ramificada, restrita em sódio e com quantidades restritas de gordura. Esse protocolo geralmente é utilizado para pacientes com cirrose hepática e encefalopatia hepática. Assim, recomenda-se o consumo de alimentos in natura e minimamente processados, como verduras e legumes, frutas e carnes magras. Em casos em que a restrição de sódio é necessária, recomenda-se o uso controlado de até 2 g/dia de sal.

Nas doenças renais, a dieta é adaptada conforme a gravidade do quadro, podendo incluir restrição de proteínas, potássio, sódio e fósforo, enquanto mantém um equilíbrio nutricional adequado. No caso da dieta renal conservadora, por exemplo, ela é composta por alimentos e preparações restritas em sódio, proteína e potássio. A restrição hídrica é realizada somente se necessário, conforme prescrição médica.

A dieta para doença celíaca, por sua vez, elimina completamente o glúten, presente no trigo, na cevada e no centeio, substituindo por alimentos naturalmente isentos, como arroz, milho, batata e leguminosas. A indicação é para pacientes com doença celíaca ou com sensibilidade ao glúten, portanto não é recomendado para pacientes que não apresentam essas restrições. Entre os alimentos que devem ser evitados, destacamos: trigo, centeia, cevada, aveia e malte, além de produtos que contenham gérmen de trigo e flocos de cereais. O olhar atento para embalagens e durante o preparo dos alimentos – para evitar contaminação cruzada – é fundamental.

Outro caso comum nos ambientes hospitalares é a presença de pacientes imunodeprimidos. Para esses pacientes, a dieta é composta por alimentos e preparações com menor risco de contaminação. Assim, os alimentos devem ser submetidos a processos de controle higiênico sanitário de manipulação, preparo, armazenamento e distribuição. Historicamente, esses pacientes eram restritos ao consumo exclusivo de alimentos cozidos e fervidos. Contudo, com o avanço do conhecimento em segurança alimentar, atualmente sabe-se que muitos dos alimentos antes proibidos podem ser consumidos, desde que o controle higiênico-sanitário seja rigorosamente aplicado durante o preparo.

Em relação a pacientes com problemas intestinais, a abordagem varia conforme o quadro clínico, podendo incluir dietas de baixa fermentação (*low* FODMAP), ricas ou pobres em fibras, e isenção de irritantes gástricos. Uma das mais comuns é a dieta para intestino curto, composta de fases com introdução gradual de alimentos qualitativa e quantitativamente. A indicação é para pacientes com síndrome do intestino curto iniciando a dieta por via oral. Os protocolos podem variar de unidade para unidade, bem como a progressão da oferta.

Por fim, as dietas hipoalergênicas são projetadas para reduzir o risco de reações alérgicas, eliminando alimentos identificados como potenciais alérgenos, como leite, ovo, frutos do mar, amendoim e outros, de acordo com a individualidade de cada paciente. Além disso, deve-se cuidar com corantes e conservantes.

3.1.3 Dietas para disfagia

A disfagia é uma condição que afeta a capacidade de engolir de forma segura e eficiente. Pessoas com disfagia podem ter dificuldade em engolir alimentos sólidos, líquidos ou ambos. Essa condição pode ocorrer por diversos fatores, como doenças neurológicas, lesões no sistema nervoso, obstruções no trato digestivo e enfraquecimento dos músculos envolvidos na deglutição.

As dificuldades de deglutição podem levar a diversos problemas, como aspiração de alimentos ou líquidos para as vias respiratórias, desnutrição, desidratação, pneumonia por aspiração e perda de peso. Por esse motivo, é essencial que a disfagia seja diagnosticada e tratada adequadamente, com o acompanhamento de profissionais de saúde especializados.

As dietas para disfagia podem ser classificadas em três tipos principais: consistência liquidificada, consistência pastosa e consistência sólida. Embora existam diferentes protocolos que podem ser seguidos, apresentaremos, de forma geral, as características de cada uma delas.

A dieta para disfagia com consistência liquidificada é composta por alimentos e preparações triturados e processados até atingirem uma textura cremosa e homogênea. Entre as opções mais comuns estão sopas cremosas, preparações em forma de papas e vitaminas. É importante ressaltar que o consumo de líquidos sem espessantes é contraindicado em razão do alto risco de broncoaspiração.

Já a dieta com consistência pastosa, como o próprio nome sugere, é composta por alimentos e preparações com textura modificada, que possam ser mastigados e deglutidos com pouco esforço. Exemplos incluem carnes moídas ou desfiadas, vegetais em forma de purê e frutas cozidas ou em papas. Assim como na consistência liquidificada, líquidos sem espessantes devem ser evitados.

Ainda, a dieta para disfagia com consistência sólida é composta por alimentos e preparações de consistência considerada normal, mas que sejam de fácil deglutição, sempre acompanhados de líquidos espessados.

É fundamental que o planejamento da dieta para pacientes com disfagia seja realizado de forma multidisciplinar, envolvendo o nutricionista e o fonoaudiólogo, para garantir a segurança alimentar e nutricional, além de promover a reabilitação funcional do paciente.

3.1.4 Dietas para o preparo de exames

As dietas para preparos de exames são planos alimentares específicos que devem ser seguidos antes de procedimentos médicos ou exames que exigem preparação do trato digestivo. Essas dietas visam garantir que o órgão ou sistema em questão esteja em condições adequadas para o exame, permitindo uma visualização clara e precisa. Existem diferentes tipos de dietas para preparos de exames, e cada uma delas é projetada com base nas necessidades específicas do procedimento e na parte do trato digestivo que precisa ser examinada.

Entre as principais, destacam-se aquelas destinadas à ausência de xantinas, ácido vanilmandélico, colonoscopia, PET-CT, quilotórax, sangue oculto e iodo radioativo. Cada uma dessas dietas segue protocolos hospitalares específicos, adaptados à finalidade e ao tipo de exame a ser realizado.

A dieta isenta de xantinas é indicada para exames que envolvem a avaliação de substâncias que possam ser influenciadas por esse composto, encontrado em alimentos como café, chá, chimarrão, chocolate e refrigerantes à base de cola. O paciente deve evitar esses itens por, pelo menos, 48 horas antes do procedimento, para garantir que os resultados não sejam comprometidos.

Já a dieta para exames relacionados ao ácido vanilmandélico, utilizado no diagnóstico de feocromocitomas, requer a exclusão de alimentos que contenham ou estimulem a produção de aminas biogênicas, como banana, abacate, chocolate, nozes, álcool e produtos à base de baunilha. Essa restrição geralmente é recomendada por três dias antes da coleta de urina ou sangue.

No caso de colonoscopias, o preparo dietético é fundamental para garantir a visualização adequada do intestino. É necessário seguir uma dieta pobre em resíduos por alguns dias antes do exame, com a exclusão de fibras, frutas e vegetais crus. Nas 24 horas que antecedem o procedimento, a dieta é restrita a líquidos claros, como caldo coado, água de coco e sucos sem polpa, além de um laxante prescrito para a limpeza intestinal completa. A maioria dos protocolos segue duas fases, sendo a primeira fase pobre em resíduos e a segunda fase destinada para uma dieta líquida, observando baixo teor de resíduos e sem lactose, conforme mencionado.

A dieta para o exame PET-CT, que avalia alterações metabólicas em tecidos, exige uma preparação que minimize interferências na captação de glicose pelo organismo. Para isso, o paciente deve evitar carboidratos simples e refeições ricas em açúcar por 24 horas antes do exame, adotando uma dieta rica em proteínas e gorduras. Essa dieta possui diferentes protocolos dependendo do serviço de diagnóstico por imagem de cada instituição.

Em casos de quilotórax, a dieta recomendada é isenta de gorduras de cadeia longa e rica em triglicerídeos de cadeia média (TCM), reduzindo a produção de quilo e auxiliando na recuperação do paciente. Essa abordagem é essencial tanto no diagnóstico quanto no manejo da condição, sendo adaptada às necessidades clínicas de cada caso. Assim, os alimentos evitados são todos os alimentos com qualquer teor de gordura ou preparados com óleos, azeite, manteiga e margarina.

Outro exame comum e que exige preparo nutricional é o exame para identificar sangue oculto nas fezes. Neste caso, é necessário restringir carnes vermelhas, vegetais verde-escuros e alimentos ricos em ferro por, pelo menos, três dias antes da coleta. Esses alimentos podem causar falsos positivos, interferindo na detecção precisa de hemoglobina nas fezes. Além dos alimentos supracitados, recomenda-se evitar frutas secas e cruas e alimentos com cor vermelha.

Há, ainda, que considerar o preparo para o exame de iodo radioativo, como na iodoterapia para tratamento de doenças tireoidianas. Nestes casos, é recomendada uma dieta com baixo teor de iodo. Alimentos ricos em sal iodado, frutos do mar, laticínios e alimentos industrializados devem ser evitados. Esse preparo tem como objetivo potencializar a absorção do iodo radioativo pelo organismo, maximizando a eficácia do tratamento.

Assim, os protocolos hospitalares específicos para essas dietas são fundamentais para orientar os pacientes e profissionais da saúde, garantindo que cada exame ou tratamento seja realizado de maneira eficaz e segura.

Síntese

As dietas hospitalares são adaptadas às necessidades dos pacientes durante a estadia no hospital, considerando condições médicas, restrições alimentares, alergias e preferências. Seu objetivo é fornecer nutrição adequada para auxiliar na recuperação, garantindo a ingestão de nutrientes essenciais. Essas dietas variam de regulares a restritivas em açúcar, sal ou gordura e podem incluir opções líquidas ou enterais. Elas auxiliam no tratamento e no cuidado dos pacientes, contribuindo para sua saúde e seu bem-estar durante a internação. Cada plano alimentar é cuidadosamente planejado e individualizado, garantindo que as necessidades nutricionais específicas sejam atendidas para promover a recuperação eficaz.

Para saber mais

Consulte o manual de dietas hospitalares da Empresa Brasileira de Serviços Hospitalares (Ebserh), disponível no *link* a seguir:

EBSERH – Hospitais Universitários Federais. **Dietas hospitalares**. 2022. Disponível em: <https://www.gov.br/ebserh/pt-br/hospitais-universitarios/regiao-sudeste/hc-uftm/documentos/manuais/Manual_de_Dietas_Hospitalares_v2_final.pdf>. Acesso em: 15 ago. 2023.

Questões para revisão

1. Qual é o objetivo principal das dietas hospitalares?
    a) Promover a perda de peso.
    b) Proporcionar uma alimentação saborosa.
    c) Adequar a alimentação às necessidades específicas dos pacientes.
    d) Prevenir doenças cardíacas.
    e) Reduzir a ingestão de calorias.

2. Qual é a função de uma dieta hipossódica?
   a) Aumentar a ingestão de sódio.
   b) Reduzir o consumo de açúcar.
   c) Promover a recuperação muscular.
   d) Prevenir a desidratação.
   e) Controlar a pressão arterial.
3. Para quais pacientes uma dieta renal é recomendada?
   a) Pacientes com problemas respiratórios.
   b) Pacientes com diabetes.
   c) Pacientes com doenças renais.
   d) Pacientes com anemia.
   e) Pacientes com problemas cardíacos.
4. Quais são as principais características de uma dieta hospitalar para pacientes com disfagia?
5. Quais são os principais desafios na elaboração e na implementação de uma dieta hospitalar para pacientes com disfagia?

Questões para reflexão

1. Por que é importante implementar uma dieta específica para pacientes com diabetes no ambiente hospitalar?
2. Quais são os benefícios de uma dieta rica em fibras para pacientes hospitalizados?
3. Por que é necessário seguir uma dieta específica para o preparo de exames no ambiente hospitalar?
4. Quais são os principais benefícios de uma dieta pastosa para pacientes hospitalizados?
5. Por que uma dieta hipogordurosa é recomendada no ambiente hospitalar?

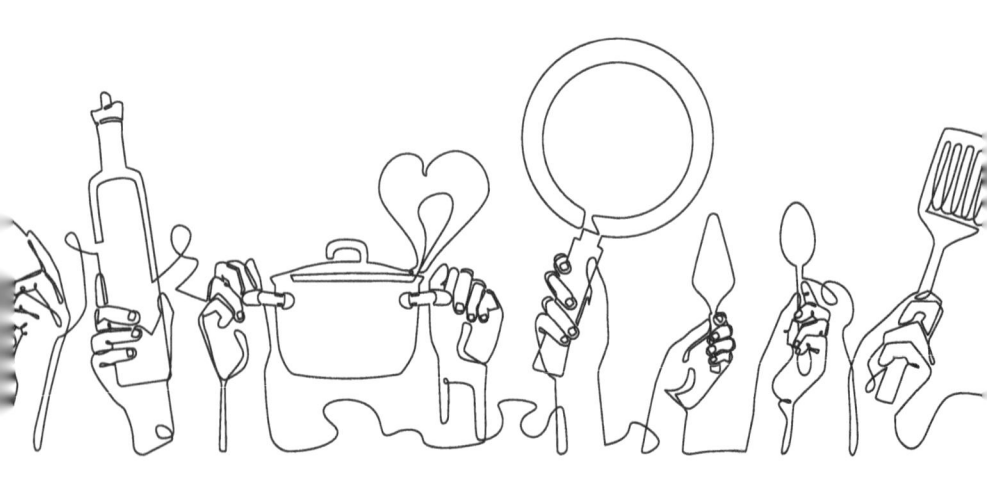

Capítulo 4
Desenvolvimento de cardápios

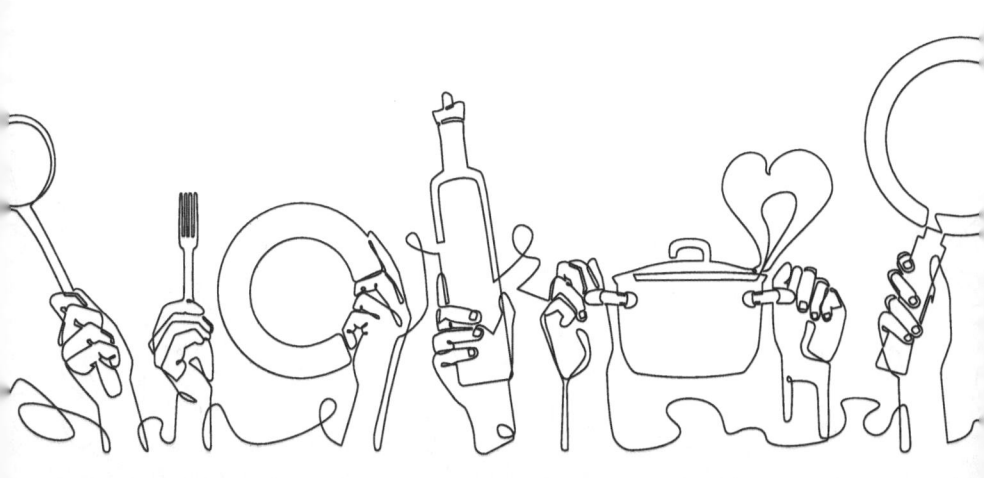

Conteúdos do capítulo
- Fatores determinantes à elaboração de cardápios.
- Fluxogramas das principais etapas de produção.
- Adaptação de cardápios.
- Avaliação qualitativa de cardápios hospitalares.
- Exemplos de cardápios hospitalares.

Após o estudo deste capítulo, você será capaz de:
1. indicar as diferentes estruturas de cardápios hospitalares;
2. identificar as modalidades de serviço de nutrição e dietética;
3. citar as etapas de seleção e aquisição de alimentos que compõem o cardápio;
4. reconhecer as Leis da Alimentação;
5. diferenciar as recomendações nutricionais para cardápios individuais e para coletividades.

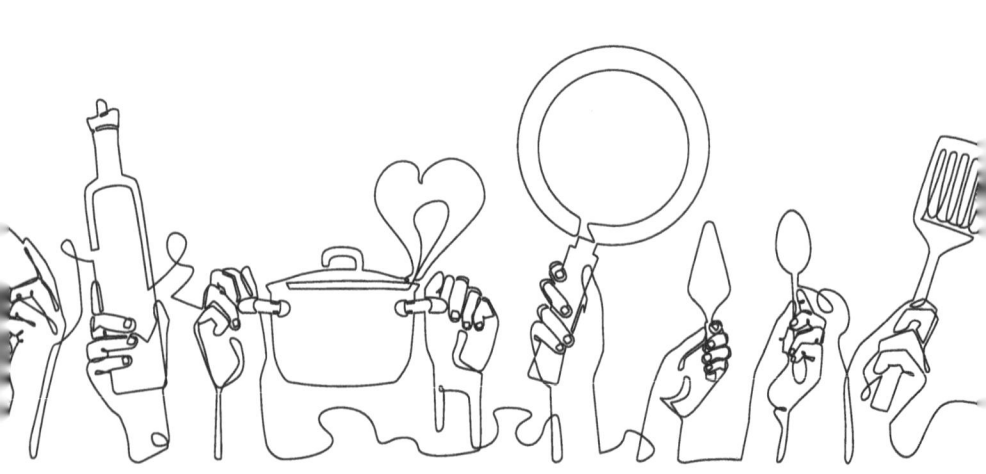

4.1 Introdução aos cardápios

O cardápio é uma ferramenta crucial para orientar todas as etapas do processo produtivo na área da gastronomia. Por meio da definição das preparações a serem servidas, a lista de compras, a organização da equipe de trabalho, o planejamento orçamentário e as adaptações necessárias, o cardápio direcionará todo o funcionamento do setor.

No contexto hospitalar, a elaboração dos cardápios deve considerar alguns aspectos essenciais. Um deles é o conhecimento dos hábitos alimentares do paciente, levando em conta sua origem, preferências, gostos e costumes. Essa compreensão permite realizar pequenas adaptações que podem fazer toda a diferença na aceitação da dieta proposta.

Por exemplo, ao conhecer as preferências culturais e alimentares de um paciente, é possível adequar o cardápio hospitalar para atender a suas necessidades específicas. Isso pode incluir a oferta de opções que sejam familiares e agradáveis, respeitando sua origem e tradições alimentares. Essas pequenas adaptações contribuem para melhorar a aceitação da dieta e, consequentemente, a adesão do paciente ao tratamento. Além dos itens citados, é de extrema importância considerar os itens a seguir no desenvolvimento de cardápios:

- **Condições socioeconômicas dos comensais:** Reconhecer o valor empregado na busca do alimento, inserir possibilidades de preparações mais elaboradas, nomes aos pratos que possam ser apreciados pelo público conhecedor ou preparações mais simples que fazem parte do cotidiano popular.
- **Preparações adequadas a clima e sazonalidade:** Alimentos da safra, que apresentam a disponibilidade de oferta pelo produtor, garantem mais qualidade, frescor e sabor, além de serem mais acessíveis para compra.
- **Gestão de materiais:** Observar os aspectos estabelecidos quanto à compra, aos prazos, à aquisição direta ou não, aos processos

licitatórios, que podem levar um tempo maior para o abastecimento, e à limitação de variedade de ofertas.
- **Disponibilidade e agilidade da mão de obra**: Atentar à capacidade e à habilidade para a condução da produção, lembrando que pratos mais elaborados necessitam de mão de obra especializada. Vale também observar o índice de absenteísmo, que pode levar ao desgaste da operação em não poder contar com a equipe integral.
- **Sistema de distribuição das refeições**: O sistema centralizado favorece a elaboração de refeições que possam ser oferecidas à pronta-entrega aos leitos; o descentralizado pode contar com apoio das copas, necessitando de um apoio local para o fracionamento ou a produção de preparações rápidas (chá, café, lanches rápidos).
- **Produção regional, disponibilidade de gêneros alimentícios**: Viabilizar o abastecimento à pronta-entrega local, com qualidade e valores atrativos.
- **Tipo do hospital (público/privado, geral/de especialidades)**: Estabelecer a base orçamentária de investimento na aquisição de insumos, bem como o perfil da clientela e o tempo de permanência.
- **Tipo de paciente (adulto/infantil)**: Adaptar o cardápio às características. Por exemplo, em um hospital pediátrico, as preparações devem ser voltadas ao paladar infantil, ao passo que em um hospital de idosos é necessário respeitar as restrições desse público etc.
- **Tipos de especialidades tratadas (clínicas/cirúrgicas)**: Interferem o tempo de permanência e a necessidade de dietas adaptadas.
- **Número de leitos**: Analisar logística de entrega, via de acesso para andares e carro térmico que assegure a temperatura durante a entrega.
- **Tempo médio de permanência dos pacientes**: Estruturar um cardápio cíclico aos de curta duração de internamento, e aos de longa duração, estabelecer cardápios programados para evitar as chamadas de repetição.

- **Número e horário das refeições:** É preciso ter organização durante o abastecimento. Assim, ao planejar o preparo das refeições, deve-se averiguar o horário em que haverá mais mão de obra e disponibilidade de tempo.
- **Sistema de distribuição das refeições (cozinha/copas de internação):** Avaliar acesso aos leitos, tempo de entrega das dietas e estrutura das copas que possam auxiliar no processo.
- **Política de compras (mensal, semanal, quinzenal etc.):** Organizar os pedidos com base em estoque mínimo e máximo, além de observar o ponto de pedido para as solicitações chegarem a tempo do uso, sem ocasionar atrasos, faltas e imprevistos. Verificar o espaço físico do estoque para armazenamento seguro.
- **Área física e estrutura disponível:** Devem permitir o melhor arranjo operacional, otimizando os equipamentos e a equipe, contribuindo com a execução e a entrega a tempo, evitando assim os riscos de contaminação.
- **Imagem do serviço a ser passada para o cliente:** Sofisticação, alimentação tipo caseira, alimentação típica, alimentação saudável, oferta de vários tipos de serviço simultaneamente, assim como a disponibilidade financeira e a localização são de vital importância para a definição do tipo de gêneros alimentícios a serem adquiridos e a frequência dos diversos alimentos que compõem o cardápio.

Para facilitar o planejamento do cardápio mensal, deve-se elaborar uma planilha em que todas as preparações possam ser visualizadas, com o objetivo de evitar repetição de ingredientes e preparações em um mesmo período. Quanto aos serviços terceirizados, o contrato deve servir como guia para a elaboração do cardápio, em cumprimento às regras estabelecidas. As participações do nutricionista na avaliação da qualidade nutricional das refeições, do *chef* de cozinha na organização da brigada e na viabilização dos pratos, com auxílio de cozinheiros e copeiras, farão os apontamentos necessários para a melhor estruturação do cardápio.

Frisamos que o cardápio é um documento em que consta a sequência de pratos a serem servidos em uma refeição, ou todas as refeições de um dia ou por um período determinado. É a principal ferramenta de trabalho do nutricionista, pois é com base nele que esse profissional e o gestor podem definir:
- padrão de oferta de alimentação adequada;
- nível de especialização da mão de obra;
- dimensionamento da Unidade de Alimentação e Nutrição (UAN) e dos equipamentos;
- escala de trabalho dos funcionários;
- periodicidade de entrega dos gêneros para a produção das refeições; custo de venda e custo operacional da refeição, entre outros.

Portanto, o cardápio deve ser muito bem planejado! Por exemplo, em uma unidade que já está em operação, ou em um espaço que já está pronto para o início do serviço, o cardápio deve ser adaptado à capacidade de produção do local; já no caso de uma unidade que será construída, o cardápio pode balizar o dimensionamento da unidade.

Outra importante função do cardápio, especialmente em restaurantes comerciais, é que ele pode ser utilizado como instrumento de venda. Um bom cardápio atrai clientes por meio de sua divulgação. Ele influencia diretamente na escolha pelo estabelecimento e pode pode induzir os clientes a escolher determinados pratos dentro do estabelecimento. O cardápio influencia diretamente na lucratividade e na rentabilidade da unidade, pois, por meio de seu planejamento, são previstos os custos.

Existem diferenças importantíssimas entre os cardápios institucionais, ou seja, aqueles em empresas e indústrias – inseridos, por exemplo, no Programa de Alimentação do Trabalhador (PAT) – e os dos restaurantes comerciais, aqueles de *shopping* ou de rua. De maneira geral, os cardápios institucionais têm mais normas e regras quanto ao atendimento das necessidades nutricionais, pois se trata de espaços onde os consumidores comem com uma frequência de pelo menos cinco dias na semana, podendo essa refeição ter impacto direto no estado nutricional.

Já nos restaurantes comerciais, onde normalmente o consumidor faz visitas esporádicas ao mesmo estabelecimento, o impacto no estado nutricional é menor; portanto, o maior investimento nesses locais é pela atratividade das preparações, com o cuidado e a atenção ao aspecto de sanidade da produção. Em geral, nos restaurantes comerciais, especialmente *à la carte*, não há variação de cardápios, mas há uma lista de preparações fixa, da qual o cliente escolhe suas combinações.

4.2 Planejamento de cardápios para indivíduos

O planejamento dietético deve levar em conta as características fisiológicas, pessoais, culturais, emocionais, religiosas e socioeconômicas do indivíduo a quem o plano se destina, além de garantir o atendimento das suas necessidades nutricionais, sempre nos pautando em critérios científicos. Esses aspectos estão presentes na definição de plano alimentar:

> **Plano alimentar** – descrição da composição qualitativa e quantitativa dos alimentos e preparações, frequência de consumo das refeições e recomendações, considerando as necessidades nutricionais, os hábitos alimentares e informações sociais e econômicas específicas dos clientes/pacientes/usuários, elaborado pelo nutricionista com entrega presencial ou por meio eletrônico. (CFN, 2018, grifo do original)

Segundo a Resolução n. 600, de 25 de fevereiro de 2018, do Conselho Federal de Nutricionistas (CFN), a prescrição dietética é uma atividade privativa do nutricionista, ou seja, não é permitido que outra categoria profissional atue na elaboração de planos alimentares. A prescrição dietética é apenas uma das atividades da assistência nutricional e pode ser prestada aos clientes/pacientes em ambiente ambulatorial, hospitalar, domiciliar ou em consultórios (CFN, 2018).

Quando falamos da prescrição nutricional para indivíduos, devemos sempre registrá-la em prontuário específico contendo, no mínimo, as seguintes informações: data, valor energético total, consistência da alimentação, composição de macro e micronutrientes mais importantes para o caso, fracionamento e identificação do profissional responsável (assinatura, carimbo e número de inscrição no Conselho Regional de Nutricionistas – CRN). Essas informações são de extrema importância, já que o nutricionista conseguirá acompanhar a evolução do quadro do cliente apenas se o diagnóstico e a prescrição nutricional forem devidamente registrados (Fidelix, 2014).

O primeiro passo para a prescrição dietética é realizar o adequado diagnóstico nutricional do paciente (CFN, 2018). Sendo assim, a avaliação do seu estado nutricional e metabólico deve ser o mais completa possível, incluindo história nutricional global, história alimentar, exame físico nutricional, avaliação antropométrica e avaliação de exames bioquímicos. Por meio da história nutricional global, são levantados aspectos fisiológicos, psicológicos, sociais, culturais e econômicos do indivíduo, os quais são essenciais para contemplar a fase de seleção de alimentos que irão compor o plano alimentar. O levantamento da história alimentar é fundamental para identificar hábitos alimentares e especificidades da alimentação do indivíduo.

Nessa etapa, são obtidos dados, como conhecimento sobre culinária e técnica dietética, locais de aquisição dos alimentos, locais e horários de realização das refeições, histórico de realização de dietas restritivas e resultados alcançados com elas, uso de suplementos alimentares, entre outros. Além de todos esses dados, identifica-se a quantidade e a qualidade dos alimentos habitualmente consumidos pelo indivíduo. Todas essas informações são essenciais para o planejamento dietético, visto que devemos respeitar a rotina do cliente e nos basear em seu hábito alimentar para iniciar o planejamento dietético.

Com as etapas de exame físico nutricional, avaliação antropométrica e avaliação de exames bioquímicos, o profissional pode traçar metas de planejamento relativos à oferta de energia e, principalmente, de macro e micronutrientes (Fidelix, 2014).

Após conhecer as características do cliente, é necessário estimar sua necessidade de energia e nutrientes; para isso, faz-se uso de equações preditivas ou métodos mais avançados para a estimativa da necessidade de energia e da medida de Ingestão Dietética de Referência (IDR) – em inglês *Dietary Reference Intakes* (DRI) – para a oferta de macro e micronutrientes, de acordo com idade e sexo do cliente. Com relação à distribuição da necessidade de energia, de maneira geral, refeições principais, como desjejum, almoço e jantar, contemplam de 20% a 35% do valor energético total (VET), e os lanches contemplam de 5% a 15% (Philippi; Aquino, 2015). O estabelecimento das necessidades nutricionais e da distribuição do VET ao longo do dia é importante para guiar o profissional na elaboração do planejamento dietético. No entanto, para o cliente, um dos pontos mais interessantes é a informação de quais alimentos farão parte da sua rotina alimentar.

4.3 Fundamentos dos cardápios

Na hora do planejamento do cardápio e das ações de educação alimentar, é imprescindível respeitar as recomendações do *Guia alimentar para a população brasileira* (Brasil, 2014), para assim garantir a Segurança Alimentar e Nutricional (SAN) do público atendido. Como regra geral, o guia classifica os alimentos por grau de processamento em alimentos *in natura* e/ou minimamente processados, alimentos processados e alimentos ultraprocessados. Também devem ser consideradas as clássicas leis de Pedro Escudero, citadas por Lima (2009), para a obtenção de uma alimentação adequada e saudável, que são:

- **Lei da quantidade:** Oferecer ao indivíduo a quantidade de nutrientes necessária ao bom funcionamento do organismo, à preservação da espécie e à manutenção da saúde.
- **Lei da qualidade:** Fornecer diariamente ao indivíduo a quantidade de nutrientes necessária ao organismo, levando em consideração as condições de consumo desses alimentos, de higiene e de conservação.

- **Lei da harmonia**: Garantir equilíbrio entre a ingestão de nutrientes, considerando a distribuição de macro e micronutrientes – por exemplo, evitar o consumo excessivo de sódio.
- **Lei da adequação**: Buscar adequação às condições e características biológicas de cada indivíduo – por exemplo, altura, sexo, peso, nível de atividade física, hábitos regionais e culturais – e à coletividade atendida.

O planejamento do cardápio deve ter periodicidade mínima mensal, pois, dessa maneira, facilita o processo de compra e organização dos pedidos, e permite uma avaliação mais ampliada da qualidade e da frequência de repetição dos alimentos, garantindo assim uma oferta de maior variedade de itens durante o período.

Um dos grandes desafios do nutricionista no processo de elaboração do cardápio é, além de pensar nos nutrientes e aspectos nutricionais, contemplar técnicas adequadas de preparo, que, ao mesmo tempo, sejam promotoras de saúde e sensorialmente agradáveis. Afinal, o cliente se alimenta de comida, e não de nutrientes. Assim, de nada adianta ofertar uma alimentação adequada em macro e micronutrientes se ela não estiver agradável ao paladar e ninguém a consumir.

Inicialmente, é importante fazer um diagnóstico de onde, para quem e como será ofertada a refeição. É preciso conhecer o público a ser atendido, que pode ser de trabalhadores, de cargos administrativos ou operacionais, em maior número de mulheres do que de homens, pacientes enfermos, estudantes, idosos etc.

Também é importante reconhecer as necessidades nutricionais da população. Se o restaurante está inscrito no PAT – por exemplo, colaboradores do hospital –, já se sabe que existem recomendações específicas. Outro aspecto importante é se há um contrato para a execução do serviço. Caso exista, é preciso verificar se há descrição da frequência mínima de cortes de carne que devem ser oferecidos por período, uma definição de porções ou *per capita* que deve ser ofertado.

E, claro, é preciso saber qual a condição de estrutura e financeira da unidade. O cardápio deve ser planejado de acordo com o que o cliente pode ou deseja pagar e com a disponibilidade de mão de obra e equipamentos para a execução do cardápio que se está propondo.

Para iniciar o planejamento de um cardápio, é necessário conhecer as categorias das preparações e a estrutura de uma refeição completa, conforme descrito a seguir (Braga, 2012):

- **Entradas:** De maneira geral, em uma UAN, são as saladas, mas podem ser também caldos frios, sopas e antepastos. Elas devem variar entre folhas (alface, escarola, rúcula, agrião, espinafre), legumes crus (cenoura, nabo, rabanete, beterraba), legumes cozidos (beterraba, batata, cenoura, quiabo), cereais e massas (macarrão, milho, arroz) e leguminosas e grãos (grão-de-bico, ervilha, lentilha, feijão-branco). Ainda, é possível servir queijos, salgados, tortas, frios, frutas, patês – respeitando-se sempre o padrão contratual. É importante, ao planejar uma salada, verificar se ela já não compõe outra preparação que está sendo servida no dia. Por exemplo, cenoura ralada na salada e farofa de cenoura como guarnição. Outra dica importante é não colocar no mesmo dia duas opções ou mais com sabores muito marcantes, como nabo e rabanete ou agrião, por exemplo. O planejamento pode ser de acordo com o número de entradas que são ofertadas: no caso de apenas uma opção, convém diversificar diariamente; quando houver duas ou mais entradas, é pertinente oferecer pelo menos uma opção de folhas.

- **Básico ou prato-base:** Deve ser composto de arroz e feijão e ser ofertado todos os dias. Dependendo da região, há preferência por feijão-preto ou por feijão-de-corda. Há regiões onde deve-se ofertar em dias alternados cada tipo de feijão para atender à demanda. É possível variar a oferta do feijão substituindo-o por outra leguminosa, mas com uma frequência menor. Há também a possibilidade da oferta de arroz integral, porém é preciso sempre manter a oferta do arroz branco ou parboilizado diariamente.

- **Prato principal/proteico**: É assim denominado por sua relação direta com o custo da refeição – é o componente mais caro. Trata-se da principal fonte de oferta de proteínas da refeição e, normalmente, tem sua porção controlada por um funcionário que a serve. De maneira geral, há uma opção para o prato proteico, composto de outro tipo de proteína. Vale ressaltar que, no planejamento, deve haver um equilíbrio com a oferta desses pratos – por exemplo, no dia que ofertar uma carne ao molho, a opção não deve conter molho. Também é preciso ter variedade entre as opções – quando for servida uma bisteca suína, deve ser ofertada também uma carne vermelha ou frango.
- **Guarnições**: A guarnição anda lado a lado com a oferta do prato principal, ou seja, elas devem estar em harmonia com este. A origem do termo vem de *guarnecer* (acompanhar) o prato principal. Como normalmente são oferecidas duas opções de prato principal e uma de guarnição, ela deve combinar preferencialmente com os dois, porém existem preparações clássicas que pedem acompanhamentos específicos, como o estrogonofe de carne, que tem como acompanhamento básico batata-palha.
- **Sobremesa**: Conforme prevê o PAT, deve-se ofertar uma opção de fruta no cardápio. Também é possível ofertar, quando existir a previsão de duas opções, um doce ou uma sobremesa mais elaborada.

O cardápio revela a qualidade e a preocupação do profissional com seus clientes. Alguns aspectos devem ser lembrados ao se elaborar o cardápio. De maneira geral, às segundas-feiras, o cardápio deve ser mais simples, pois não há tempo para pré-preparo, especialmente para unidades que não funcionam no domingo. Dessa forma, a seguir estão listadas as principais dicas que devem ser consideradas durante o planejamento de cardápios:

- Não fixar um dia da semana para preparações – por exemplo, macarronada sempre às sextas-feiras ou feijoada sempre às quartas-feiras.

- Ao se introduzir um prato novo, fazer somente com uma preparação por dia.
- Evitar a monotonia e a repetição de um mesmo ingrediente em várias preparações do mesmo dia.
- Variar nas cores, evitando preparações monocromáticas, como salada de alface, abobrinha em conserva e brócolis.
- Quanto aos pratos principais, variar os cortes – escalope, bife, cubos, iscas.
- Atentar aos equipamentos e à mão de obra disponíveis na unidade. Se houver somente um forno, será inviável fazer duas preparações assadas no mesmo dia.

Há preparações que exigem uma maior manipulação para a preparação, e, portanto, são mais complexas. Assim, não se deve propor duas preparações complexas no mesmo dia – por exemplo, uma carne empanada e uma lasanha. Nos pratos principais, é conveniente ofertar uma preparação com molho e outra sem. Também podem ser oferecidas combinações de diferentes tipos: carne vermelha e frango, carne suína e carne vermelha, entre outras variações.

Durante o planejamento do cardápio, deve-se levantar datas típicas – como festa junina, Dia do Trabalhador, Páscoa, costumes e tradições religiosas –, para que fazer adaptações de acordo com as possibilidades estruturais e o custo. Na elaboração do cardápio, é necessário atentar, ainda, à sazonalidade de frutas, verduras e legumes. Hortifrútis da época são mais baratos, mais nutritivos e saborosos.

4.4 Análise qualitativa do cardápio

A análise qualitativa de cardápios é uma ferramenta importante para avaliar a qualidade, a variedade e a adequação das opções alimentares oferecidas. Essa análise envolve a avaliação dos componentes dos cardápios, como os grupos de alimentos, as preparações, os métodos de cocção, os ingredientes utilizados e as combinações de sabores. Para realizar uma análise qualitativa de cardápios, é necessário seguir algumas etapas. A primeira delas é revisar os cardápios, identificando os componentes nutricionais, como a presença de alimentos de diferentes grupos (carnes, vegetais, grãos, laticínios etc.) e a proporção entre eles (Vasconcellos; Cavalcanti; Barbosa, 2002).

Em seguida, deve-se avaliar a variedade de opções oferecidas nos cardápios, verificando se há uma diversidade de preparações, alternando entre alimentos cozidos, assados, grelhados, entre outros. Além disso, é necessário considerar a variedade de sabores, texturas e cores dos pratos, buscando proporcionar uma experiência sensorial agradável. Outro aspecto relevante na análise qualitativa de cardápios é a adequação nutricional. É necessário verificar se os cardápios estão balanceados em nutrientes, contemplando as necessidades nutricionais dos indivíduos. Isso inclui a oferta de alimentos fontes de proteínas, carboidratos, gorduras saudáveis, vitaminas e minerais essenciais (Vasconcellos; Cavalcanti; Barbosa, 2002).

Além disso, é importante considerar as preferências e restrições alimentares dos usuários. Os cardápios devem ser adaptados para atender às necessidades de diferentes grupos, como vegetarianos, veganos e pessoas com restrições alimentares específicas. Levar em conta as preferências culturais e regionais também é fundamental (Vasconcellos; Cavalcanti; Barbosa, 2002).

Para fazer o cálculo da frequência mensal estipulada de distribuição de proteínas, é preciso, primeiro, identificar quantos dias da semana a unidade funciona. Por exemplo, se ela funciona de segunda a sábado, ou seja, seis dias por semana, e se o mês tem quatro semanas, com uma oferta de dois tipos de prato principal, mensalmente serão oferecidos 48 tipos de preparações, que podem ser divididas conforme a Tabela 4.1.

Tabela 4.1 – Frequência mensal de distribuição de prato principal, com oferta de 48 preparações

Componente proteico	Frequência mensal
Carne bovina	18
Aves	16
Peixes	4
Carne suína	2
Embutidos	2
Vísceras	1
Ovos	2
Massas recheadas	2
Feijoada, *cassoulet*	1

Conhecida a frequência de cada um dos componentes, é preciso determinar a variação de cortes dentro de cada um deles, conforme o exemplo da Tabela 4.2.

Tabela 4.2 – Variação de corte

Tipo de corte de frango	Frequência mensal
Peito de frango	6
Coxa	2
Sobrecoxa	2
Coxa com sobrecoxa	2
Coxinha da asa	2
Frango a passarinho	2

Esse procedimento deve ser realizado para todos os componentes proteicos. Feito isso, para cada tipo de corte, deve-se pensar no tipo de preparação a ser adotado.

Tabela 4.3 – Tipo de preparação

Tipo de corte de frango	Frequência mensal	Tipo de preparação
Peito de frango	6	grelhado, estrogonofe, à milanesa, dorê, com legumes, à pizzaiolo
Coxa	2	capote, ensopado com ervilhas
Sobrecoxa	2	com *bacon*, pica-pau
Coxa com sobrecoxa	2	à Paris, assado
Coxinha da asa	2	à Califórnia, mineiro
Frango a passarinho	2	galinhada, ao *curry*

Esse procedimento deve ser repetido com todos os tipos de cortes dos componentes proteicos. De posse dessas informações, deve-se iniciar o planejamento das preparações pela frequência estabelecida de cortes de carne – dando preferência àqueles componentes que aparecem com menor frequência no cardápio, como peixes, carnes, vísceras e embutidos – e os distribuir quinzenalmente.

O passo seguinte é definir as guarnições, lembrando que elas devem combinar com os pratos principais. Reforçamos que as combinações clássicas devem sempre ser mantidas, por exemplo espera-se que, com uma feijoada, sejam servidos também couve e laranja.

A partir daí, é preciso programar as saladas, evitando a repetição de ingredientes que já estejam em outras preparações. É interessante ter sempre à mão uma lista com as disponibilidades sazonais. Essa lista pode ser encontrada no *site* da Central de abastecimento (Ceasa) da região ou, então, pode-se procurar produtores rurais locais, que oferecem o produto por um valor mais acessível, e assim gerar renda local (responsabilidade social).

A seguir, apresentamos duas dicas que podem ajudar nesse planejamento:

- **Dica 1**: Para verificar a variedade e a apresentação das preparações, colorir as células com a cor predominante da preparação facilita a visualização.
- **Dica 2**: Ter sempre em mãos as fichas técnicas de preparação e uma lista de preparações ajuda na escolha da composição do cardápio.

4.5 Receituário

O receituário-padrão, também chamado de *fichas técnicas* ou *manual de receitas*, consiste em um conjunto de fichas técnicas com todos os itens necessários para o preparo de uma receita, além de informações nutricionais daquela preparação. A receita deve apresentar as quantidades exatas de ingredientes para a preparação dos pratos, inclusive com a porção média para atender a necessidades nutricionais.

O receituário-padrão dá suporte para a elaboração do cardápio, razão por que é instrumento essencial para o controle da produção em uma UAN. Ele permite a padronização entre os turnos de produção, melhora o controle de estoque, facilita os pedidos e, o mais importante, padroniza a preparação. Ademais, é um registro de tudo o que pode ser produzido na unidade e abre possibilidades para a inclusão de novos pratos, substituição de ingredientes, quando necessário, além de outras vantagens, como controle de custos, otimização de armazenamento, cálculo de valor nutricional da preparação e passo a passo da produção de cada alimento.

A padronização de receitas contribui para a manutenção da qualidade das preparações utilizadas pelo nutricionista na composição de cardápios tanto nos serviços de alimentação quanto na orientação e no atendimento ambulatorial (Domene, 2018). Também chamada de *receita-padrão* (RP), a ficha técnica da preparação (FTP) é o instrumento de padronização das preparações, constituindo importante ferramenta de trabalho.

A implementação das FTPs beneficia todos os envolvidos no processo de produção: facilita o trabalho do nutricionista, promove a capacitação e o aperfeiçoamento dos funcionários e, principalmente, na medida em que permite controlar o valor energético total e os nutrientes fornecidos, promove a melhoria da saúde do público atendido (Nassif et al., 2017). A FTP atende, ainda, aos seguintes objetivos:

- **Controle de qualidade:** A utilização das FTPs garante a manutenção do padrão dos processos de preparo e as características sensoriais e nutricionais das preparações que compõem as refeições fornecidas pelos serviços de alimentação, o que representa importante atributo de qualidade. A regularidade na produção, sem alterações das formulações, garante o padrão de identidade e qualidade, além de representar peça-chave para o gerenciamento (Teichmann et al., 2006; Souza; Marsi, 2015; Domene, 2018).
- **Capacitação dos manipuladores:** Com base nas FTPs estabelecidas, é possível promover a capacitação de novos funcionários e educação continuada da equipe envolvida na produção dos alimentos (Teichmann et al., 2006; Souza; Marsi, 2015; Domene, 2018).
- **Qualidade do trabalho:** A existência das FTPs elimina a interrupção do trabalho por dúvidas, tornando mais eficiente o trabalho diário. Para o funcionário, essa padronização facilita a execução de tarefas sem a necessidade de ordens e questionamentos frequentes, além de propiciar mais segurança no ambiente de trabalho (Nassif et al., 2017).
- **Planejamento de cardápios e informações nutricionais:** A padronização das preparações fornece informações quanto à composição química dos alimentos, o que agiliza a consulta e a elaboração de cardápios equilibrados e harmônicos (Nassif et al., 2017; Domene, 2018).
- **Previsão orçamentária:** As informações sobre o tipo e a quantidade dos ingredientes que compõem as preparações possibilitam a projeção dos custos e a formação de preço (quando for o caso), a previsão de aquisição de gêneros, o dimensionamento e o planejamento da produção (Teichmann et al., 2006; Souza; Marsi, 2015; Domene, 2018).

Além dos itens listados, é de suma importância que o receituário-padrão contenha a descrição fidedigna dos ingredientes das preparações. A descrição dos ingredientes é componente fundamental da FTP: todos os itens que compõem a preparação devem ser cuidadosamente listados, independentemente da quantidade a ser utilizada, como os temperos. O detalhamento ajuda a assegurar a qualidade, permite ao nutricionista monitorar a eficiência de seu trabalho e de sua equipe, reduz custos e elimina perdas (Souza; Marsi, 2015).

Os ingredientes devem ser listados na ordem em que entram na preparação, e a quantidade de cada um deve ser descrita em peso bruto (PB), para orientar a compra e a separação dos ingredientes, e em peso líquido (PL), para orientar o preparo. Para esse cálculo, é utilizado o indicador de parte comestível (IPC), que consiste na razão entre o PB e o PL e corrige a variação do peso do alimento decorrente da fase de pré-preparo (Domene, 2018).

A quantidade de cada ingrediente pode constar em medidas caseiras e/ou em unidades de massa (kg ou g), para ingredientes sólidos, ou de volume (L ou mL), para os ingredientes líquidos (Domene, 2018). As medidas caseiras (xícara de chá, colher de sopa, por exemplo) devem ser niveladas e adequadas à natureza do alimento (sólido, líquido ou pastoso). A medida nivelada garante a precisão da quantidade do alimento quando não houver disponibilidade de balança (Domene, 2018). Esclarecemos que o uso de quantidades em medidas caseiras geralmente se aplica a refeições destinadas ao paciente em atendimento ambulatorial e, para a produção de alimentos em maior escala, o uso das quantidades em unidades de massa e volume é mais indicado.

Ainda, o custo dos ingredientes deve ser descrito com exatidão. O custo da preparação equivale à soma dos valores de todos os ingredientes, considerando-se o valor pago para a aquisição do alimento e do peso/unidade de compra (Domene, 2018). Exemplo: na compra de uma dúzia de ovos a R$ 5,50, tem-se R$ 0,46 por ovo; na compra de uma embalagem PET de óleo de soja com 900 mL a R$ 3,50, tem-se R$ 3,88 por litro de óleo.

Esses cálculos podem ser necessários para converter o valor pago nos ingredientes às unidades de medida usadas nas FTPs. Para tanto, é necessário padronizar tanto as unidades de compra quanto as unidades de medida dos ingredientes. O valor total da preparação, equivalente à soma dos valores pagos em cada ingrediente e correspondente à quantidade utilizada no preparo, é a base para o cálculo do preço de venda, quando for o caso.

4.6 Nomenclatura dos pratos

O nome das preparações confere identidade e padrão ao serviço. Deve, preferencialmente, corresponder à nomenclatura estabelecida pela tradição culinária ou gastronômica – nacional e internacional – e ao modo de preparo e ingredientes correspondentes. Por exemplo, frango à indiana: carne de ave temperada com *curry*; bifes à portuguesa: carne bovina servida com cebolas em rodelas, ovos cozidos e azeitonas. A categoria corresponde às características da preparação, de acordo com a estrutura do cardápio:

- **Entrada:** Preparações que antecedem a refeição, como saladas, sopas ou aperitivos (Philippi, 2019).
- **Prato básico:** Composto de cereais e/ou leguminosas. No Brasil, exemplos clássicos são o arroz e o feijão, servidos em todas as refeições. Em cardápios festivos, mais requintados, o arroz pode compor preparações mais elaboradas e o feijão pode ser suprimido.
- **Prato principal:** É a preparação proteica do cardápio. Corresponde às preparações à base de carnes, peixes, aves, ovos, vísceras ou embutidos. Nos cardápios vegetarianos e/ou veganos, correspondem às preparações à base de leguminosas (soja, grão-de-bico).
- **Acompanhamento ou guarnição:** Preparação quente que "acompanha" ou "guarnece" o prato principal. Pode ser à base de vegetais, farinhas ou massas.

- **Salada:** Preparações frias à base de verduras e legumes e até frutas, cereais ou leguminosas, podendo ser simples ou compostas, combinando vários ingredientes.
- **Sobremesa:** Servida após as refeições, pode ser à base de frutas e doces como pudins, pavês, sorvetes ou compotas (Philippi, 2019).
- **Lanches:** Bolos, sanduíches ou biscoitos servidos em refeições como café da manhã, colação, lanche da tarde ou ceia, ou serviços de *coffee break*.
- **Bebidas não alcoólicas:** Sucos, vitaminas ou infusões, que compõem os cardápios de refeições principais (almoço e jantar), refeições menores (café da manhã, colação, lanche da tarde ou ceia) ou *coffee break*.

4.7 Horário das refeições

Os horários das refeições podem ser fracionados em cinco e seis servimentos por dia, conforme a característica de cada hospital, atendendo a uma dieta geral/livre. Os servimentos são:

- **Desjejum:** Caracteriza o primeiro serviço, compondo o café da manhã, entre os horários de 7h e 8h, e ofertando opções para uma dieta livre (café, leite, chá, pão, que pode variar a cada dia entre pão de leite, milho, torrada, frios e itens como manteiga e geleia de frutas, biscoito doce ou salgado, fruta).
- **Lanche da manhã:** Pode ser um chá acompanhado de biscoito simples. A ideia é não saciar a fome, pois ficará no horário intermediário das 9h, que antecede o almoço.
- **Almoço:** Servido no horário das 11h às 12h, com uma proteína acompanhada de um carboidrato (cereais, tubérculos), leguminosa e salada. Sobremesa e bebida são opcionais.
- **Lanche da tarde:** Café, leite e chá/suco, acompanhados de pão/torrada com frios ou bolo simples e fruta. Servido no horário próximo às 15h.

- **Jantar:** Normalmente oferta uma opção mais leve, servido após as 17h30. Pode ser uma sopa à base de tubérculos com proteína e legumes.
- **Ceia:** Opcional para o encerramento do turno, por volta das 20h. Pode ser ofertado um chá acompanhado de biscoito simples ou mingau, ou vitamina.

Alguns hospitais trabalham com sugestões ofertadas para as principais refeições (almoço e jantar), sugerindo ao paciente e acompanhante o cardápio do dia, normalmente com duas opções para a escolha antecipada.

Ocorre também o serviço de bufê, destinado aos colaboradores e, opcionalmente, ampliado aos acompanhantes. O importante é respeitar a particularidade de cada hospital na escolha dos serviços, os respectivos horários e as propostas na composição das refeições.

4.8 Empratamento

A apresentação dos pratos tem de ser considerada pelos profissionais da alimentação, principalmente nas refeições servidas a pacientes internados por mais tempo, pois isso pode despertar neles o prazer e o bem-estar de comer, além da sensação de ser bem-atendido. Os detalhes visuais podem ser obtidos por meio da escolha dos cortes, das modificações de texturas, além da disposição dos alimentos na hora de empratar, equilibrando as quantidades de cada grupo para que a harmonia demonstre o cuidado e o capricho na hora de servir.

A busca por conhecimento e técnicas aplicadas na montagem de pratos é fundamental para tornar a refeição mais atrativa, o que, por meio da criatividade e da habilidade da equipe de cozinheiros e chefes de cozinha, será refletido na apresentação final. O princípio básico da decoração de pratos é a harmonia entre os elementos que compõem a refeição. Para isso, um conjunto de formas, cores e texturas que seja capaz de impressionar o comensal deve ser levado em consideração.

Os elementos a serem observados na montagem vão desde a escolha da louça (de cor branca é mais acertado), levando em consideração que o prato funciona como um quadro que será pintado pelos alimentos. Deve-se dar destaque ao elemento principal, guarnecido com elementos de contraste de cor e textura (quando a dieta assim permitir), mantendo um equilíbrio das quantidades, e sempre estar atento ao acabamento, evitando marcas e respingos que possam ter caído durante o empratamento (Vasconcellos; Cavalcanti; Barbosa, 2002).

A expectativa de que o serviço de qualidade seja mantido, repetindo-se dia após dia, sem sofrer alterações, faz parte da padronização, garantindo a produtividade. Assim, independentemente de quem o realize, o resultado sempre será o mesmo.

A FTP, como já visto, auxilia a padronização por meio das informações contidas nela, como a listagem dos ingredientes, as respectivas quantidades em medidas caseiras, gramas ou mililitros e a imagem do prato acabado, facilitando que a composição e a apresentação final sejam sempre iguais, devendo a equipe estar instruída para que esse objetivo seja cumprido.

A apresentação de medidas padronizadas ao servir, que podem ser medidas caseiras (concha, colher, pegador), e os respectivos pesos proporcionais (gramas, mililitros) auxiliam nesse processo e podem ser apresentados nas fichas ou configurados em tabelas divididas por grupos – por exemplo, para o grupo das carnes, tem-se 1 concha de carne picada/moída = 120 g, 1 bife = 100 g. Essas informações ajudam a compor os pratos, apresentando a uniformidade desejada (Vasconcellos; Cavalcanti; Barbosa, 2002).

4.9 Exemplos de cardápios

Nos quadros a seguir, listamos alguns modelos de cardápios que podem ser utilizados no ambiente hospitalar, de acordo com a dietoterapia designada. Advertimos que são apenas exemplos de cardápios hospitalares, podendo variar de acordo com as necessidades e as restrições dietéticas de cada paciente, bem como com as características de cada unidade hospitalar.

Quadro 4.1 – Estrutura sugerida de cardápio para dieta geral

Desjejum	Pão Margarina ou manteiga Opções de bebida: café, leite e chá
Colação	Fruta ou vitamina
Almoço	Arroz Feijão Salada (*mix* de cozida e crua) Proteína Sobremesa Opções de bebida: suco e água
Lanche da tarde	Pão Margarina ou manteiga Fruta Opções de bebida: café, leite e chá
Jantar	Arroz Feijão Salada (*mix* de cozida e crua) Proteína Sobremesa Opções de bebida: suco e água * Possibilidade de sugerir a troca por sopa.
Ceia	Mingau ou chá com biscoitos

Quadro 4.2 – Estrutura sugerida de cardápio para dieta branda

Desjejum	Pão de leite Margarina ou manteiga Opções de bebida: café, leite e chá
Colação	Fruta (verificar opções disponíveis para a dieta branda) ou vitamina
Almoço	Arroz Feijão (apenas o caldo) Salada cozida Proteína (macia) Sobremesa Opções de bebida: suco e água
Lanche da tarde	Pão de leite Margarina ou manteiga Fruta (verificar opções disponíveis para a dieta branda) Opções de bebida: café, leite e chá
Jantar	Arroz Feijão (sem o grão) Salada cozida Proteína (macia) Sobremesa Opções de bebida: suco e água * Possibilidade de sugerir a troca por sopa.
Ceia	Mingau ou chá com biscoitos

Quadro 4.3 – Estrutura sugerida de cardápio para dieta pastosa

Desjejum	Pão de leite Margarina ou manteiga Opções de bebida: café, leite e chá
Colação	Vitamina
Almoço	Arroz papa Feijão batido Legumes cozidos papa Proteína (carne moída, desfiada ou triturada) Sobremesa (doce cremoso ou gelatina) Opções de bebida: suco e água

(continua)

(Quadro 4.3 - conclusão)

Lanche da tarde	Pão de leite Margarina ou manteiga Opções de bebida: café, leite e chá
Jantar	Arroz papa Feijão batido Legumes cozidos papa Proteína (carne moída, desfiada ou triturada) Sobremesa (doce cremoso ou gelatina) Opções de bebida: suco e água * Possibilidade de sugerir a troca por sopa.
Ceia	Mingau

Quadro 4.4 – Estrutura sugerida de cardápio para dieta líquida completa

Desjejum	Vitamina hiperproteica/hipercalórica Café com leite
Colação	Suco
Almoço	Sopa batida Caldo de feijão batido Carne liquidificada Doce cremoso
Lanche da tarde	Mingau
Jantar	Sopa batida Caldo de feijão batido Carne liquidificada Doce cremoso
Ceia	Vitamina

Quadro 4.5 – Estrutura sugerida de cardápio para dieta sem resíduo

Desjejum	Chá
Colação	Água de coco coada
Almoço	Caldo de legumes batido e coado Gelatina
Lanche da tarde	Suco de polpa coado
Jantar	Caldo de legumes batido e coado Gelatina
Ceia	Chá

Quadro 4.6 – Estrutura sugerida de cardápio para dieta para diabetes

Desjejum	Pão integral Margarina ou manteiga Opções de bebida: café, leite e chá
Colação	Fruta ou vitamina
Almoço	Arroz integral Feijão Salada (*mix* de cozida e crua) Proteína Sobremesa *diet* Opções de bebida: suco e água
Lanche da tarde	Pão integral Margarina ou manteiga Fruta Opções de bebida: café, leite e chá
Jantar	Arroz integral Feijão Salada (*mix* de cozida e crua) Proteína Sobremesa *diet* Opções de bebida: suco e água * Possibilidade de sugerir a troca por sopa.
Ceia	Mingau ou chá com biscoitos

Quadro 4.7 – Estrutura sugerida de cardápio para dieta hipolipídica

Desjejum	Pão sem margarina (opção: geleia, verificar informações nutricionais) Opções de bebida: café puro ou com leite desnatado/chá
Colação	Fruta ou suco
Almoço	Arroz (pode variar com o integral) Feijão Salada (*mix* de cozida e crua) Proteína (carne magra) Fruta ou gelatina Opções de bebida: suco e água
Lanche da tarde	Pão sem margarina (opção: geleia, verificar informações nutricionais) Opções de bebida: café puro ou com leite desnatado/chá
Jantar	Arroz (pode variar com o integral) Feijão Salada (*mix* de cozida e crua) Proteína (carne magra) Fruta ou gelatina Opções de bebida: suco e água * Possibilidade de sugerir a troca por sopa.
Ceia	Mingau ou chá com biscoitos

Quadro 4.8 – Estrutura sugerida de cardápio para dieta renal conservadora

Desjejum	Pão sem adição de sal Margarina sem sal Café puro com açúcar
Colação	Fruta com baixo teor de potássio
Almoço	Salada crua ou cozida Arroz Feijão Proteína (porção reduzida) Guarnição com baixo teor de potássio Fruta com baixo teor de potássio

(continua)

(Quadro 4.8 - conclusão)

Lanche da tarde	Pão sem adição de sal Margarina sem sal Café puro com açúcar
Jantar	Salada crua ou cozida Arroz Feijão Proteína (porção reduzida) Guarnição com baixo teor de potássio Fruta com baixo teor de potássio * Possibilidade de sugerir a troca por sopa.
Ceia	Mingau ou chá com biscoitos

Síntese

No planejamento de cardápios no ambiente hospitalar, é necessário levar em conta as restrições alimentares individuais dos pacientes, como alergias, intolerâncias e condições médicas específicas. Além disso, os cardápios devem ser equilibrados em nutrientes, oferecendo variedade e palatabilidade para incentivar a adesão à dieta. Também é essencial adaptar a textura e a consistência dos alimentos para pacientes com dificuldades de deglutição. O planejamento sazonal, a segurança alimentar e a sustentabilidade também devem ser considerados. Garantir uma alimentação nutricionalmente adequada, segura e atrativa é fundamental para promover a recuperação e o bem-estar dos pacientes no ambiente hospitalar.

> **Para saber mais**
> A série documental *Chef's Table*, disponível na plataforma de *streaming* Netflix, apresenta *chefs* renomados e suas jornadas culinárias ao redor do mundo. Cada episódio destaca um *chef* e explora sua abordagem única para a culinária, incluindo a criação de cardápios inspiradores e inovadores. A série é visualmente deslumbrante e oferece um ponto de vista fascinante do

> processo criativo por trás dos cardápios em restaurantes de alta gastronomia.
>
> CHEF'S Table. Direção: Andrew Fried, Brian McGinn, Clay Jeter e David Gelb. EUA: Netflix, 2015.

Questões para revisão

1. Qual critério é importante considerar no planejamento de cardápios no ambiente hospitalar para pacientes com restrições alimentares?
   a) Variedade de ingredientes.
   b) Textura e consistência dos alimentos.
   c) Sazonalidade dos alimentos.
   d) Palatabilidade dos pratos.
   e) Apelo estético dos pratos.

2. Qual aspecto deve ser observado no planejamento de cardápios para garantir a segurança alimentar no ambiente hospitalar?
   a) Adaptação à cultura alimentar dos pacientes.
   b) Inclusão de ingredientes orgânicos.
   c) Uso de alimentos frescos e de qualidade.
   d) Rastreabilidade dos alimentos utilizados.
   e) Adequação às preferências dos pacientes.

3. Qual critério é fundamental para garantir a nutrição adequada dos pacientes no planejamento de cardápios hospitalares?
   a) Adaptação à dieta de cada paciente.
   b) Uso de ingredientes sazonais.
   c) Apelo visual dos pratos.
   d) Variedade de sabores.
   e) Equilíbrio de nutrientes.

4. Qual é a importância da dieta renal no ambiente hospitalar e quais são os principais cuidados a serem observados em sua elaboração?
5. Por que a dieta hipossódica é recomendada no ambiente hospitalar e quais são os princípios fundamentais a serem seguidos em sua implementação?

Questões para reflexão

1. Como o desenvolvimento de cardápios pode ser influenciado por aspectos culturais e regionais? Quais são os desafios enfrentados ao adaptar cardápios para atender às preferências alimentares de diferentes grupos de pessoas?
2. Quais são os métodos de análise de cardápios mais utilizados na avaliação da qualidade nutricional e na adequação das refeições? Como essas análises podem contribuir para a melhoria da oferta alimentar em ambientes hospitalares?
3. Quais são os principais desafios na elaboração de dietas hospitalares personalizadas para pacientes com necessidades nutricionais específicas, como diabetes, doenças renais ou alergias alimentares? Como garantir a oferta de refeições adequadas e saborosas que atendam às restrições e às necessidades individuais dos pacientes?
4. Quais são as perspectivas e tendências atuais no desenvolvimento de cardápios hospitalares, considerando a demanda crescente por refeições mais saudáveis, sustentáveis e diversificadas? Como a inovação e a tecnologia podem influenciar a oferta alimentar em hospitais?
5. Além dos aspectos nutricionais, quais outros fatores devem ser considerados no desenvolvimento de cardápios hospitalares, como aspectos sensoriais, apresentação visual dos pratos e experiência gastronômica como um todo? Como esses elementos podem contribuir para melhorar a aceitação e a satisfação dos pacientes com relação à alimentação hospitalar?

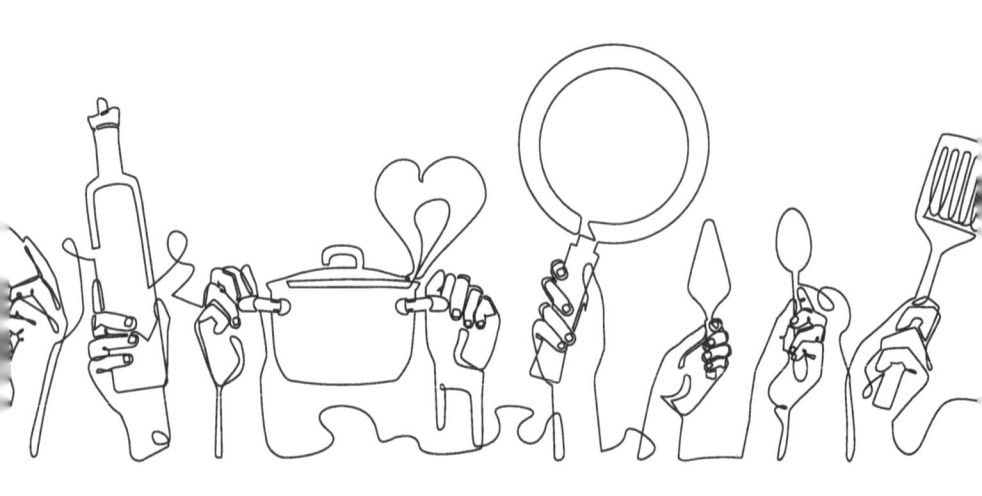

Capítulo 5

Aplicação de técnicas gastronômicas

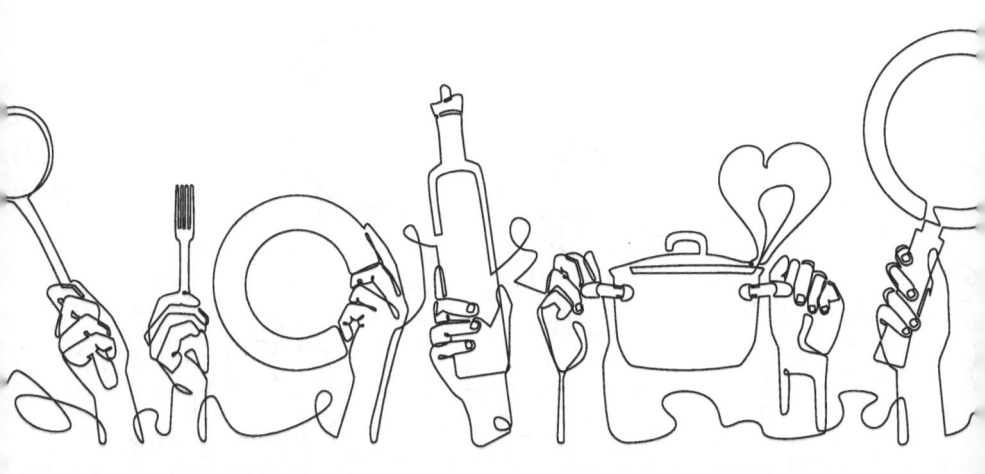

Conteúdos do capítulo
- Aspectos gerais sobre gastronomia.
- *Comfort food*.
- Modificações no serviço de nutrição.
- Finalização e decoração de pratos.
- Monitoramento do projeto e da aceitabilidade das dietas por pacientes.

Após o estudo deste capítulo, você será capaz de:
1. aplicar técnicas gastronômicas na dietoterapia;
2. otimizar o uso de temperos na alimentação hospitalar;
3. aplicar diferentes técnicas para tornar as dietas hospitalares mais atraentes;
4. apontar melhorias factíveis na produção de dietas hospitalares;
5. aprimorar receitas para o âmbito hospitalar.

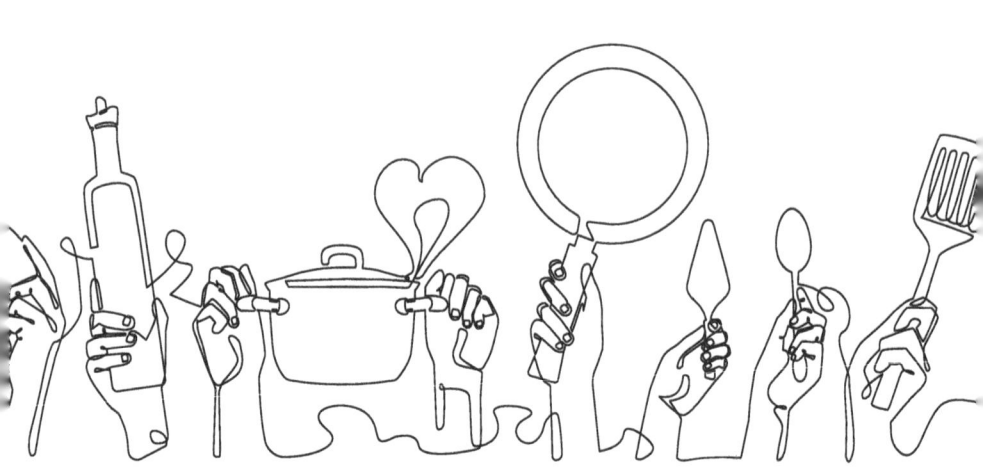

5.1 Unindo a dietoterapia com a gastronomia

Comumente se associa a dieta hospitalar a alimentos não atrativos visualmente, de sabor "insosso" e consistência "papa", que desestimula o desejo e a vontade de consumir. Portanto, os profissionais de nutrição e alimentação precisam conhecer os estímulos aos sentidos para que produzam refeições convidativas e que cumpram o objetivo de alimentar bem.

A palatabilidade é um fator importante na aceitação do alimento para o consumo. O paladar e o olfato são sentidos que estão interligados. Cerca de 90% do sabor dos alimentos é responsabilidade do olfato, e não do paladar; até porque, antes de levar um alimento à boca, sentimos seu cheiro. Depois disso, ao posicionar o alimento no interior da cavidade oral, sentimos o gosto, seguido da percepção olfatória retronasal, ou seja, que passou da cavidade oral para a cavidade nasal, que estão ligadas. Assim, esses sentidos se combinam e resultam no sabor.

No entanto, há fatores que promovem as variações na palatabilidade. Nem todos nós experimentamos a mesma sensação fisiológica diante da mesma substância. Isso ocorre graças à genética, ao sexo, à idade, à cultura, ao ambiente, além de fatores hormonais e psicológicos. Inclusive, a composição química do alimento e sua temperatura podem influenciar na percepção do paladar. A seguir, comentaremos técnicas gastronômicas que podem ser aplicadas no contexto da gastronomia hospitalar.

5.2 Técnicas gastronômicas

As técnicas gastronômicas podem ser aplicadas na dietoterapia dos pacientes para tornar a alimentação mais atraente e saborosa, aumentando a adesão destes ao plano alimentar e melhorando sua qualidade de vida durante a internação hospitalar. Algumas técnicas gastronômicas que podem ser utilizadas na dietoterapia dos pacientes são:
- **Variação de texturas e consistências:** A utilização de diferentes texturas e consistências nos alimentos pode tornar a alimentação

mais agradável e diversificada, aumentando o apetite e a satisfação do paciente.
- **Uso de temperos naturais:** Temperos naturais podem dar mais sabor e aroma aos alimentos, tornando-os mais atraentes e agradáveis ao paladar.
- **Técnicas de cocção:** As técnicas de cocção, como grelhado, cozido, assado, entre outras, podem ser utilizadas para preparar os alimentos de forma saudável e saborosa, mantendo as propriedades nutricionais.
- **Apresentação visual dos alimentos:** A apresentação visual dos alimentos é muito importante na gastronomia hospitalar, pois pode despertar a vontade de comer do paciente. Uma apresentação visual atraente pode tornar os alimentos mais convidativos e agradáveis.
- **Adequação dos alimentos à dieta prescrita:** As técnicas gastronômicas devem ser utilizadas de forma adequada para garantir que os alimentos sejam preparados de acordo com a dieta prescrita pelo nutricionista, respeitando as necessidades nutricionais e as restrições alimentares do paciente.

5.2.1 Aplicação das técnicas gastronômicas

Nesta subseção, apresentamos exemplos e estratégias gastronômicas específicas para o ambiente hospitalar, citando abordagens inovadoras, como a criação de pratos equilibrados, adaptados a restrições dietéticas, e estratégias para preservar a textura e o sabor, mesmo em dietas limitadas.

Fundos e caldos

Na gastronomia, fundos e caldos são preparações líquidas que desempenham papéis distintos. Os fundos são obtidos por meio do cozimento prolongado de ossos, geralmente de carne ou aves, em combinação com vegetais aromáticos, como cebola, cenoura e salsão. Esse processo lento, muitas vezes estendido por várias horas, visa extrair os sabores e nutrientes dos ossos, resultando em uma base rica e complexa.

Já os caldos também envolvem ossos, mas se diferenciam pela adição de carne, seja boi, frango ou peixe, seja outra fonte. Além disso, vegetais e temperos são incorporados para intensificar o sabor. Os caldos geralmente têm um tempo de cozimento mais curto em comparação com os fundos, já que a carne libera seus sabores mais rapidamente. Ambos são fundamentais na culinária, sendo utilizados como base para sopas, molhos e diversos pratos, proporcionando profundidade e complexidade aos sabores. A escolha entre fundos e caldos depende da finalidade desejada, sendo os fundos ideais para pratos mais refinados, e os caldos oferecem um sabor pronunciado de carne, sendo versáteis em diversas preparações.

Na gastronomia hospitalar, fundos e caldos contribuem para a qualidade, o sabor e a aceitabilidade dos pratos. Essas preparações líquidas concentradas são uma base aromática e saborosa para os pratos. Elas ajudam a realçar os sabores naturais dos alimentos, tornando as refeições mais agradáveis ao paladar e incentivando a aceitação pelos pacientes.

Além disso, os fundos e caldos são muito nutritivos; podem ser enriquecidos com vegetais, ervas e proteínas, contribuindo para a oferta de uma alimentação balanceada e completa.

Os fundos estão entre as preparações mais básicas encontradas em qualquer cozinha profissional. De fato, em francês são chamados de *fundos de cozinha*.

> São líquidos aromatizados preparados em fervura suave de ossos com alguma carne, de boi ou de aves, peixes e frutos do mar, e/ou vegetais em água com aromatizantes, até que seu sabor, aroma, cor, corpo e valor nutritivo sejam extraídos. O líquido é então usado para preparar molhos e sopas, e também como meio de cozimento para brasear e ferver suavemente, em fogo bem baixo, vegetais e grãos. (Instituto Americano de Culinária, 2009, p. 173)

Segundo o Instituto Americano de Culinária (2009), existem três tipos básicos de fundo: os claros, os escuros e os *fumets*. Os fundos claros são preparados juntando-se os ingredientes necessários com água fria ou em temperatura ambiente e fervidos em fogo baixo pelo tempo necessário. Já para os fundos escuros, douram-se os ossos e também o *mirepoix* em gordura suficiente até obter uma cor de mogno. Outra forma de obter o fundo escuro é, antes de ferver suavemente os ingredientes, assá-los no forno ou na chama do fogão. Os *fumets*, ou *essências*, como às vezes são chamados, são preparados refogando-se ou abafando-se os ingredientes principais antes de ferver a mistura suavemente, muitas vezes acrescentando vinho branco seco (Instituto Americano de Culinária, 2009).

Para o preparo dos fundos claros, são usados ossos de boi e de peixe com cerca de 8 cm de comprimento, para que sejam extraídos o sabor, o colágeno e o valor nutritivo de forma rápida e completa. Deve-se, primeiramente, higienizar muito bem os ingredientes. Ainda, são também preparados cortes menores a fim de facilitar a extração dos nutrientes em um tempo menor de cozimento. No caso de tempo de cozimento maior, os cortes podem ser maiores e mais rústicos. Não se deve esquecer o *mirepoix*, o *bouquet garni* ou o *sachet d'épices*.

Segundo Kövesi (2007, p. 114), "sopas são líquidos aromatizados servidos como entrada, como prato principal ou mesmo como parte de um serviço de coquetel servidos em pequenas xícaras e cumbucas ou tigelas, um uso mais descontraído e moderno". As sopas dividem-se em duas categorias: claras e espessas.

- **Sopas claras**: São feitas com base de fundo ou de caldo, com adição de alguns ingredientes que determinam o sabor da preparação, no caso, vegetais, carnes ou aves, macarrão ou grãos. Na preparação, não é utilizado espessante algum.
- *Consommé*: São caldos perfeitamente claros e saborosos, obtidos da combinação de um fundo com um processo de clarificação. A palavra *consommé* significa "finalizado" ou "concentrado". São extremamente saborosos e muito claros, sem traços de gordura. Por isso, o

fundo para o *consommé* deve ser de alta qualidade e bastante fresco. Recomenda-se provar o fundo e avaliar sua qualidade em quesitos como sabor, aroma e limpidez.

Para a clarificação do *consommé*, são usadas claras de ovos em cozimento lento e longo, uma vez que a albumina potencializa a clarificação. Conforme o fundo desejado, pode ser utilizada a carne moída magra. Para agregar sabor à mistura, acrescenta-se o *mirepoix*. "Essa mistura de clarificação deve ser cozida em conjunto com o fundo em uma fervura muito baixa, permitindo que algumas bolhas subam à superfície" (Instituto Americano de Culinária, 2009). Dessa forma, as impurezas do fundo se prendem na mistura de clarificação que fica na superfície do líquido. É necessário cozinhar essa mistura por cerca de uma hora até que a clarificação esteja completa. Na sequência, coa-se sem misturar o líquido à mistura.

No caso dos fundos escuros, os ossos são preparados e assados no forno a 200 °C até que fiquem tostados. O *mirepoix* (nesse caso, é feita a *pinçage* com extrato de tomate) é então preparado na sequência. Para a *pinçage*, adiciona-se o extrato de tomate ao *mirepoix*, cozinhando e mexendo sempre. Na sequência, prepara-se o *mirepoix*, que deve ser dourado em uma panela e é feita a *pinçage* com extrato ou purê de tomate, além do *bouquet garni*, assim como ocorre no fundo claro. O tempo de fervura é de aproximadamente duas horas para a construção dos sabores e aromas. Para os *fumets*, *court bouillons* (fundos curtos) e essências cujos tempos de fervura não são longos, pode ser preparado um *mirepoix* em *rondelle*, em panelas largas e rasas. Para remover a espuma à medida que ocorre a fervura, devem ser utilizadas conchas ou escumadeiras.

É importante que todos os fundos passem por uma limpeza no final da preparação. Para isso, deve-se retirar os pedaços grandes, passá-los pelo *chinoix* (peneira profissional) e por peneiras como primeira limpeza. Em seguida, o fundo deve ser coado em peneira com pano de musselina ou pano multiuso; essa limpeza deve ser feita mais de uma vez até a retirada da gordura residual.

Atenção: Qual a diferença entre fundo e caldo (sopa)?

Segundo o Instituto Americano de Culinária (2009), as técnicas e os tempos de cozimento entre os dois são semelhantes, mas a maior diferença entre caldos e fundos é que os caldos podem ser servidos como estão, ao passo que os fundos são usados na produção de outros pratos. Ainda, os caldos de carne e aves têm sabor mais pronunciado do que os fundos feitos com as mesmas bases, por serem baseados em carnes e não em ossos. Alguns tipos de sopas são (Braga, 2012):

- **Sopas espessas**: Esse tipo de sopa tem uma base como o bechamel, o *velouté* ou um fundo, e sua textura é mais espessa e cremosa. Se o ingrediente principal não for um agente espessante, é necessário utilizar algum.
- **Creme**: Sopa que apresenta uma consistência cremosa e aveludada, tem como base o molho bechamel e um ingrediente principal. A sopa é finalizada com creme de leite ou *liaison*.
- **Velouté**: Sopa que tem como base um fundo claro, espessada com *roux*; para finalizar, usa-se creme de leite ou *liaison*.
- **Purê**: Sopa que é feita do ingrediente principal cozido em fundo, caldo ou água e depois processado, como cenoura, abóbora, mandioca ou qualquer outro tubérculo, de maneira que o líquido seja espessado pelo próprio ingrediente. Sua textura é mais rústica que a sopa creme e o *velouté*.

Além dessas, há uma diversidade de sopas que podem variar de acordo com os hábitos alimentares e a cultura local. Eis alguns exemplos (Braga, 2012):

- *Bisque*: Tem a característica de uma sopa creme com base líquida, um fundo ou *fumet* de peixe ou crustáceos. O principal ingrediente é um crustáceo (camarão, lagosta, siri) com vegetais aromáticos, que são flambados com conhaque, resultando em um aroma característico. Para espessar, é usado arroz, creme de arroz ou *roux*.
- **Sopas frias**: Esse tipo de sopa pode ser cozida ou crua. Um exemplo é a sopa *vichyssoise*, criada por um *chef* francês de Vichy, feita à base

de alho-poró e batata, finalizada com creme de leite e tradicionalmente servida em tigelas ou xícaras geladas. Outro exemplo é o gaspacho, uma sopa feita à base de ingredientes crus (tomate, pepino, pimentão, alho) batidos no liquidificador. Tem origem na Andaluzia, na Espanha, e é muito consumida no verão.

Independentemente de classificação ou forma de preparo, as sopas são muito importantes, pois estão presentes na maioria dos menus de restaurantes e fazem parte da cultura de diversos países. Na Itália, as sopas revelam quais são os ingredientes mais comuns e frescos de cada região. Elas possibilitam, por meio do domínio das bases e das técnicas corretas, criar uma variedade incrível de sabores e texturas. Recomendamos treinar a produção das mais variadas sopas utilizando ingredientes frescos e locais da região.

Mirepoix
De acordo com o Instituto Americano de Culinária (2009, p. 345):

> Entre os ingredientes, geralmente chamados de *aromáticos*, estão cebolas, cenouras, salsão (aipo), alhos-porós, pastinacas, alho, tomates, chalotas, cogumelos, pimentas e gengibre. Eles podem ser combinados de várias maneiras, de acordo com o que for ditado pela culinária e pelo próprio prato. Mesmo quando usados em quantidades relativamente pequenas, os ingredientes aromáticos contribuem significativamente para o sabor. Por exemplo, 454 g de *mirepoix* são suficientes para aromatizar 3,84 l de fundo, sopa, molho, guisado, braseado ou marinada.

Ainda segundo o Instituto Americano de Culinária (2009, p. 345), para a obtenção do melhor sabor do *mirepoix* e outras preparações análogas, é preciso aparar e lavar muito bem todos os vegetais. É necessário, no entanto, definir anteriormente se a casca da cebola será utilizada, pois, uma vez que ela confere ao líquido um tom alaranjado ou amarelo, pode não ser muito atraente o seu uso. No caso das cenouras, estas precisam ser bem escovadas, porém não devem ser descascadas, uma vez que isso pode reduzir o tempo de preparação. É sempre relevante, entretanto, cortar os vegetais em pedaços com tamanhos uniformes sempre considerando o tempo de cozimento, ou seja, quanto mais rápido for o cozimento, menor o corte e mais fina a sua espessura; quanto mais longo o tempo, maior o corte e mais grossa a espessura (Instituto Americano de Culinária, 2009).

Por exemplo, para pratos de cozimento prolongado, os vegetais devem ser cortados em pedaços grandes, como assados de panela ou fundo escuro de carne. Já para a utilização em marinadas cruas, em molhos feitos com suco de carne e vegetais que vão para o fundo da panela, além de pratos que cozinham em até três horas, o *mirepoix* precisa ser cortado em pedaços pequenos ou em fatias. Para *fumets* e fundos que cozinham em menos de uma hora, deve ser cortado bem fino (Instituto Americano de Culinária, 2009).

Ainda que os vegetais cortados sejam apenas adicionados em uma panela com água fervente, o *mirepoix* dá um aroma distinto ao prato. Outras ações, como refogar, abafar, assar ou dourar na gordura os vegetais, mudam significativamente o sabor do prato (Instituto Americano de Culinária, 2009).

Inicia-se refogando as cebolas em gordura suficiente para revestir o fundo da panela e as próprias cebolas. Em seguida, juntam-se as cenouras e, por fim, o salsão. Para fundos claros ou sopas-creme, geralmente se cozinha o *mirepoix* em gordura em fogo baixo até que comece a desprender sua umidade natural, ação conhecida como *suar*. No caso de a panela permanecer tampada enquanto os aromáticos suam, ocorre a técnica conhecida como *abafamento*. Já a *pinçage* é uma técnica derivada da palavra francesa *pincer*, que significa "endurecer" ou "beliscar". "O termo descreve o que acontece com o tomate enquanto cozinha em gordura quente", conforme o Instituto Americano de Culinária (2009, p. 346). Nesse caso, adiciona-se o extrato de tomate ou outro derivado de tomate ao *mirepoix* já escurecido e se cozinha a mistura até que fique com uma cor marrom-ferrugem (Instituto Americano de Culinária, 2009).

Agentes espessantes

Agentes espessantes são ingredientes ou combinações de ingredientes usados para dar corpo e/ou liga a preparações líquidas, agregando-lhes também sabor e textura. Os principais agentes espessantes utilizados na cozinha são: *roux*, *beurre manié*, manteiga clarificada, *slurry* e o *liaison*. A seguir, apresentamos cada um deles.

O *roux* é usado para engrossar molhos, sopas e guisados, dando a esses pratos um sabor especial. Isso porque, ao "cozinhar farinha em gordura desativa uma enzima que, se não for destruída pelo calor forte, interfere na habilidade de espessar desse ingrediente" (Instituto Americano de Culinária, 2009, p. 357). Também modifica o sabor do cereal cru para um sabor tostado ou amendoado. Quanto mais o *roux* for cozido, mais pronunciados se tornam o sabor e a cor.

> Além de melhorar o sabor e a cor da farinha, isso também ajuda a impedir que o amido da farinha forme longas tiras ou grumos quando o *roux* for combinado a um líquido. É preciso ter em mente, entretanto, que o *roux* branco tem maior poder espessante do que o *roux* mais escuro, porque o cozimento rompe parte do amido da farinha, não podendo mais espessar. Portanto, quanto mais escuro o *roux*, menor poder espessante terá. (Instituto Americano de Culinária, 2009, p. 357)

Segundo o Instituto Americano de Culinária (2009), apesar de outros espessantes estarem superando aos poucos o *roux* na cozinha americana, o que ocorre por diversos motivos, principalmente pelo tempo de cozimento mais longo – para que seja removido o gosto de farinha crua, o que torna o molho mais pesado –, ele é ainda muito utilizado, muito por conta de sua vantagem e sua origem europeia. Além de ser utilizado como espessante, quando escuro, o *roux* modifica a cor do molho – sendo particularmente importante na construção de molhos escuros –, conferindo-lhe um sabor amendoado/tostado. Outra vantagem de usar o *roux* é que os amidos presentes na farinha não se rompem tão facilmente como alguns outros, criando um molho mais estável.

Ainda de acordo com o Instituto Americano de Culinária (2009, p. 357), "o *roux* pode ser preparado com qualquer tipo de farinha de trigo branca. Entretanto, a ideal é a farinha comum, em virtude da quantidade de amido". Isso ocorre porque a proporção de amido para proteína varia nos tipos de farinhas. Por exemplo, a farinha utilizada em bolos, no que se refere à proteína, tem uma maior proporção de amido do que a farinha usada no preparo de pães; logo, "um *roux* com farinha para bolos tem maior poder espessante do que com farinha para pão. O poder espessante da farinha comum fica entre as duas" (Instituto Americano de Culinária, 2009, p. 357).

A gordura mais comumente utilizada no *roux* é a manteiga clarificada, no entanto, também são utilizados manteiga integral, óleos vegetais, gordura de frango e outras gorduras derretidas. Cada tipo de gordura influenciará de forma diferente o sabor do prato pronto (Instituto Americano de Culinária, 2009).

Deve-se proceder da seguinte forma, de acordo com o Instituto Americano de Culinária (2009, p. 358):

> Aqueça a gordura em fogo médio e acrescente a farinha, mexendo para combiná-las. A receita básica (por peso) de *roux* é três partes de farinha para duas partes de gordura. O *roux* deve ser muito liso e úmido, com brilho, nem seco nem gorduroso. Deve parecer-se "com areia na maré baixa". Ajuste a textura do *roux* acrescentando mais farinha ou gordura. Misture-o enquanto cozinha, para impedir que queime, e continue a cozinhá-lo até obter a cor desejada. Grandes quantidades de *roux* podem ser colocadas em forno moderado (177 °C a 191 °C) para terminar o cozimento, reduzindo as chances de queimar.

Ainda de acordo com o Instituto Americano de Culinária (2009, p. 358), o *roux* tem quatro cores básicas: "branco (com pouquíssima cor), amarelo (cor de palha dourada, com aroma levemente amendoado), marrom (marrom forte, com aroma notavelmente amendoado) e escuro (marrom-escuro, com sabor pronunciado e aroma amendoado)". Depois de ser cozido até o ponto desejado, o *roux* estará pronto para usar, ou pode ser resfriado e armazenado para ser utilizado posteriormente. De acordo com a forma que se combina com os líquidos, o "*roux* frio pode ser adicionado ao líquido quente, o líquido frio pode ser adicionado ao *roux* quente ou o *roux* morno pode ser acrescentado ao líquido da temperatura do molho" (Instituto Americano de Culinária, 2009, p. 358).

Devem ser seguidas estas recomendações no preparo:
- Evitar temperaturas extremas para impedir que se formem grumos.
- O *roux* frio, ou à temperatura ambiente, pode ser incorporado ao líquido quente com maior facilidade do que o *roux* gelado, porque a gordura não está tão sólida.
- Não usar líquidos muito frios, pois, inicialmente, eles farão com que o *roux* endureça.
- Evitar o *roux* extremamente quente, porque pode espirrar quando combinado com o líquido e causar queimaduras sérias.

Somente quando o líquido chegar a aproximadamente 93 °C a ação espessante do *roux* estará completa. No caso de molhos e sopas que necessitam de um maior tempo de de cozimento, eles podem ser espessados ainda mais por meio da redução.

O *liaison*, segundo o Instituto Americano de Culinária (2009), "é a mistura de gemas de ovo e creme de leite utilizada para enriquecer e engrossar ligeiramente molhos e sopas". Essa mistura não funciona da mesma forma que o *roux* e os *slurries* de amido puro: quando combinados e fervidos suavemente do modo adequado, o creme de leite e os ovos formam uma mistura que "adiciona brilho, cremosidade, corpo e sabor, assim como uma cor marfim-dourada leve. Esse agente espessante é composto normalmente de 25% de gemas de ovos acrescidas de 75% de creme de leite fresco, em peso" (Instituto Americano de Culinária, 2009, p 359).

Já o *slurry* é um espessante muito comum, principalmente em casa. Sua composição é de uma parte de amido acrescida de duas partes de líquido frio (em peso). Os pratos engrossados com *slurries* se mantêm por tempo limitado, por isso, esse tipo de espessante deve ser usado para a finalização um tempo antes de servir.

O *slurry* deve ser despejado em líquido fervendo, enquanto se mexe a mistura sem parar. Quando acrescentados dessa maneira, os *slurries* engrossam o líquido rapidamente, facilitando a tarefa de controlar a consistência final do prato. Assim, é preciso bater sem parar para impedir que se formem grumos ou que ele queime. Então, espera-se que o líquido ferva de novo e cozinha-se até que o molho chegue à espessura desejada.

Molhos

Os molhos-mãe ajudam na criação de qualquer outro que se possa imaginar. Portanto, é de extrema importância o total domínio sobre eles, considerando sua importância também para molhos secundários, mas não menos importantes. Combinar um molho a um alimento com sucesso demonstra a perícia técnica, a compreensão do alimento e a habilidade de julgar e avaliar os sabores, as texturas e as cores de um prato.

Molhos são produções da gastronomia servidas quentes ou frias, que acompanham os preparos realçando os sabores e valorizando o produto. Provavelmente, *molho* em português vem do fato de que essas produções "molham" o alimento. A maioria das línguas latinas convencionou a palavra *molho*: em francês, *la sauce*; em espanhol e italiano, *salsa* (sinônimo de salgado). Nas antigas brigadas de cozinha, o *chef* dos molhos é o *saucier*.

Considerando a importância dos molhos na gastronomia, e as novas técnicas culinárias, o mercado em geral prestigia o profissional especialista nessa área. Os molhos fazem parte de diferentes receitas e tiveram sua glória nos séculos XVII e XVIII. Atualmente, sofreram modificações, de modo que são infinitas as suas possibilidades, e eles evoluíram muito. Antonin Carême fez a primeira classificação dos molhos e Auguste Escoffier dividiu os molhos de acordo com a temperatura e a consistência, classificando-os como *básicos* e *derivados*. Nos dias atuais, são separados de acordo com sua composição: molhos básicos, derivados e semiderivados, molhos emulsionados e molhos especiais. A seguir, apresentamos dois exemplos de molhos muito utilizados na área da gastronomia.

Molho bechamel

O bechamel tem como base a farinha de trigo e a manteiga em partes iguais e a adição de leite. Trata-se de um molho branco cremoso, que é base para o preparo de muitos cremes e recheios, sendo extremamente versátil por ser neutro, mas muito saboroso. Seus ingredientes básicos são: leite + *roux* claro + cebola *piqué*, em uma proporção de um litro de leite, meia cebola piqué e *roux* a 50%. Caso se deseje um *roux* mais pesado, ou seja, espesso, deve-se usar proporção maior de farinha e manteiga (*roux* claro). Depois de finalizado, o bechamel deve ter uma coloração clara brilhante (Le Cordon Bleu, 2011).

A marca qualitativa do bechamel é sua cremosidade, que pode ser ajustada de acordo com a proporção de *roux* e leite, conforme assinalamos. Para cada litro de leite, utilizam-se 100 g de *roux* para um bechamel leve, 120 g para um bechamel médio e 140 g para um com consistência mais cremosa e pesada. A quantidade de *roux* utilizada é que determina a consistência desse molho e o uso a que se destina (Le Cordon Bleu, 2011).

O *nappé* é ponto desejado do bechamel após este ser finalizado. Esse termo se refere a um ponto cremoso. É possível testar essa consistência colocando a parte convexa de uma colher na superfície do molho. Para um bom preparo, derrete-se a manteiga em uma panela e se adiciona a farinha, mexendo até tornar-se uma pasta sem deixar dourar. Acrescenta-se, então, o leite aos poucos (o leite deverá estar em temperatura ambiente ou frio) e se mexe sem parar com um *fouet*, a fim de homogeneizar a mistura. É importante trabalhar com um fogo médio. A cada adição de leite, deve-se mexer até formar um creme, sem grumos. Então se adiciona mais leite. Depois de todo o leite ser adicionado, o molho deverá estar homogêneo. A preparação dura em torno de 20 minutos. Para evitar que o molho grude no fundo da panela e fique com resíduos e gosto de queimado, não se pode parar de mexê-lo. Por fim, tempera-se com sal e noz-moscada ralada na hora, verificando, na sequência, o sabor e a consistência. Se necessário, pode-se coar o molho em um *chinoix*. Caso se deseje guardá-lo, é preciso colocar plástico filme em contato com a superfície do molho, a fim de evitar a formação de uma película (Le Cordon Bleu, 2011).

Molho *velouté*
O molho *velouté* é composto de *roux* e fundo claro de bovino, aves ou peixes, o que resulta em diferentes tipos que podem ser utilizados nos mais variados pratos e molhos derivados e subderivados. O *velouté* serve ainda de base para sopas desse tipo, com creme de leite e gemas de ovos, bem como para molhos de consistência mais fina (Le Cordon Bleu, 2011).

Tem textura aveludada e necessita ter uma consistência *nappé* leve. Sendo muito versátil, é um preparo que possibilita diversas derivações. A qualidade do fundo a ser usado é o grande segredo do sabor desse molho. Para isso, devem ser evitadas panelas de alumínio, uma vez que elas podem tornar escuro o seu preparo – com exceção daquelas revestidas com material antiaderente. A construção do *roux*, ao contrário do bechamel, além do ponto em segundo estágio (amarelo), deve ser feita separadamente, esperando que esfrie para que depois seja acrescentada ao fundo quente, sempre mexendo com um *fouet*. Ao final, o molho deve ter um aspecto pálido e de coloração marfim (Le Cordon Bleu, 2011).

Ervas aromáticas
Os ingredientes aromáticos podem ser divididos em dois grupos: as ervas e as especiarias. Cada um dos grupos tem suas funcionalidades e formas de utilização. As ervas aromáticas podem ser encontradas frescas ou desidratadas (secas). Em ambos os casos, é importante avaliar a qualidade visual e olfativa na hora da compra. Em geral, as ervas frescas são usadas cruas ou adicionadas no final da cocção. Por serem mais delicadas,

devem ser retiradas da refrigeração e cortadas o mais próximo possível do momento do uso (Le Cordon Bleu, 2011).

Já as ervas secas têm maior durabilidade e o recomendado é que sejam adicionadas no início dos processos, pois precisam de tempo para reidratar e liberar o aroma (Le Cordon Bleu, 2011).

Brotos e flores comestíveis

Brotos e flores comestíveis são uma ótima opção para conferir cor, sabor e beleza aos pratos de forma natural. Seus usos são diversos, podendo ser utilizados em saladas, molhos, sobremesas e, nos casos das flores, podem ainda ser cristalizadas, maceradas para aromatizar bebidas, azeites, manteigas, queijos e açúcares, ou podem ser secas em pó. Flores e ervas geralmente têm, além dos valores nutritivos, propriedades terapêuticas e, por isso, seu uso deve ser pesquisado, pois algumas plantas não devem ultrapassar determinadas quantidades de ingestão (Le Cordon Bleu, 2011).

O uso de flores comestíveis é uma alta tendência da gastronomia, embora seu uso seja milenar em algumas cozinhas, como a italiana, a mexicana e a francesa. Aliar sua beleza, seu sabor inusitado e suas propriedades terapêuticas pode agregar alto valor aos preparos. Para isso, alguns cuidados especiais são necessários, como: conhecimento das espécies comestíveis, as quantidades indicadas para consumo, partes que devem ser removidas antes do uso, cuidados na armazenagem e, principalmente, atenção a sua proveniência, buscando sempre brotos e flores orgânicas e de áreas onde seu cultivo não possa ser contaminado por dejetos, poluição e trânsito de animais (Le Cordon Bleu, 2011).

Convém armazenar, sempre que possível, as flores com os caules em potes com água na câmara fria ou na geladeira entre 5 °C e 6 °C. Temperaturas inferiores queimam as flores. Quando as flores já são colhidas sem os caules, sua durabilidade é menor e devem ser armazenadas na refrigeração com guardanapos molhados. A coleta deve ser feita nas horas mais frescas do dia. É aconselhado remover os pistilos em razão de sua alta concentração de pólen (Le Cordon Bleu, 2011).

Figura 5.1 – Exemplo de decoração com flores comestíveis

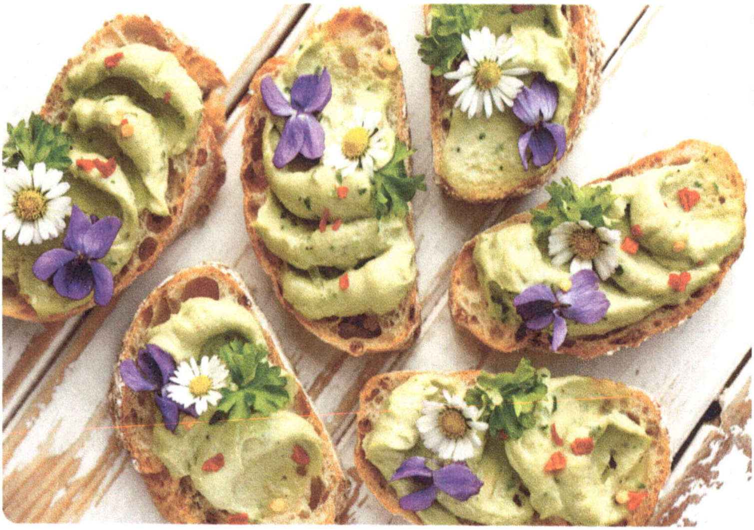

zi3000/Shutterstock

Algumas das flores mais usadas na cozinha são: cravo, margarida, boca de leão, violeta, amor-perfeito, rosa, capuchinha, calêndula, lavanda, flor da cebolinha, flor do orégano, flor do tomilho, entre outras (Lambert, 1995).

Já os brotos, também chamados de *micro-greens*, são mudas de ervas e vegetais que vêm sendo cada vez mais comercializadas com o intuito de serem utilizadas ainda cruas na composição de saladas e na finalização de pratos. São perecíveis e devem ser mantidos com suas raízes em substrato o máximo de tempo possível. Alguns exemplos são os brotos de espinafre, beterraba, rúcula, coentro e rabanete.

Comfort food

O movimento *comfort food*, amplamente utilizado no ambiente hospitalar, busca proporcionar aos pacientes uma experiência alimentar que remeta a conforto emocional, despertando memórias afetivas e promovendo uma sensação de bem-estar. Essa abordagem tem ganhado cada vez mais valor nos hospitais, uma vez que a alimentação é de grande relevo para experiência do paciente e na sua recuperação.

A utilização da *comfort food* no ambiente hospitalar visa oferecer aos pacientes alimentos e pratos que proporcionem familiaridade e prazer durante o período de internação. Isso pode ser alcançado por meio da inclusão de preparações que são tradicionalmente consideradas reconfortantes, como sopas, purês, risotos, assados e sobremesas caseiras (Gisslen, 2011).

A *comfort food* pode ser adaptada para atender às necessidades nutricionais específicas dos pacientes, reduzindo gorduras, açúcares ou sódio, sem comprometer o sabor e a qualidade sensorial dos alimentos. Afinal, é essencial considerar as orientações médicas e nutricionais ao oferecer *comfort food* no cardápio hospitalar, garantindo um equilíbrio adequado (Gisslen, 2011).

A inclusão da *comfort food* no ambiente hospitalar visa promover a aceitação das refeições pelos pacientes, aumentar a ingestão alimentar e contribuir para sua recuperação e seu bem-estar emocional. A experiência gastronômica mais agradável proporciona conforto físico e emocional, tornando a estadia no hospital mais acolhedora e auxiliando na jornada de recuperação.

Existem várias maneiras de incluir a *comfort food* no ambiente hospitalar, visando proporcionar uma experiência alimentar mais agradável e reconfortante para os pacientes. Cuidar da apresentação visual dos pratos é uma estratégia importante, tornando-os atraentes e apetitosos por meio de uma disposição cuidadosa dos alimentos, cores vibrantes e decoração adequada (Gisslen, 2011).

Outra abordagem é permitir a participação dos pacientes no processo de seleção do cardápio, oferecendo opções personalizadas respeitando as restrições dietéticas. Isso pode ser feito por meio de questionários de preferências alimentares, nos quais os pacientes têm a oportunidade de expressar suas escolhas e indicar pratos que sejam do seu agrado. Além disso, é relevante considerar a inclusão de pequenos prazeres gastronômicos em ocasiões especiais, como aniversários ou datas comemorativas, oferecendo uma sobremesa especial ou um lanche diferenciado (Gisslen, 2011).

Dessa forma, a inclusão da *comfort food* no ambiente hospitalar busca melhorar a experiência alimentar dos pacientes, proporcionando-lhes um momento de prazer e bem-estar em meio a um contexto hospitalar. Isso contribui para a sua recuperação física e emocional, promovendo um ambiente mais acolhedor e cuidadoso.

Síntese

As técnicas gastronômicas contribuem para a aceitabilidade dos pacientes com relação às refeições servidas. Essas técnicas envolvem não apenas a preparação dos alimentos, mas também sua apresentação visual, o equilíbrio de sabores e a utilização de ingredientes de qualidade. A utilização adequada das técnicas gastronômicas permite que os alimentos sejam preparados de modo que preservem seus nutrientes, sua textura e seu sabor. Isso é especialmente importante em um ambiente hospitalar, em que a alimentação pode auxiliar na recuperação e no bem-estar dos pacientes.

Ao aplicar técnicas como o cozimento no vapor, o assado, o grelhado e o uso de temperos e ervas aromáticas, é possível oferecer refeições mais saborosas e apetitosas. Além disso, a apresentação visual dos pratos também é de grande relevância, pois um prato bem-montado e atrativo estimula a vontade de comer. Por meio das técnicas gastronômicas, é possível transformar os ingredientes simples em preparações mais elaboradas e criativas, sem comprometer a qualidade nutricional. Isso ajuda a diversificar o cardápio, oferecendo opções variadas e interessantes aos pacientes.

> **Para saber mais**
>
> A série sobre técnicas gastronômicas *Mind of a Chef* acompanha *chefs* talentosos em suas jornadas culinárias, explorando não apenas suas habilidades técnicas, mas também suas perspectivas criativas e filosofias gastronômicas. Cada temporada apresenta um *chef* diferente, oferecendo uma visão única de sua personalidade e abordagem à cozinha. Os episódios abordam técnicas e ingredientes utilizados, bem como nas inspirações e histórias por trás de cada prato. *Mind of a Chef* é uma série envolvente que combina belas imagens de comida, narrativas cativantes e uma exploração aprofundada do mundo culinário.
>
> THE MIND of a Chef. Direção: Anna Chai, Claudia Woloshin, Gillian Brown Michael Steed e Siobhan Walsh. EUA, 2012. 6 temporadas.

Questões para revisão

1. Qual é a função principal dos fundos na gastronomia hospitalar?
    a) Adicionar sabor aos pratos.
    b) Aumentar a quantidade de calorias.
    c) Melhorar a textura dos alimentos.
    d) Fornecer nutrientes essenciais.
    e) Facilitar a digestão dos pacientes.

2. Qual é a importância dos caldos na gastronomia hospitalar?
    a) Aumentar o volume das refeições.
    b) Reduzir o tempo de preparo dos pratos.
    c) Adicionar nutrientes específicos.
    d) Melhorar a consistência dos alimentos.
    e) Diminuir a necessidade de temperos adicionais.

3. Quais são as vantagens de utilizar especiarias na gastronomia hospitalar?
   a) Estimular o apetite dos pacientes.
   b) Aumentar a duração de conservação dos alimentos.
   c) Substituir ingredientes calóricos por opções mais saudáveis.
   d) Acelerar o processo de cocção dos pratos.
   e) Reduzir o risco de contaminação alimentar.
4. Quais são as principais técnicas gastronômicas básicas utilizadas na gastronomia hospitalar e como elas podem contribuir para a melhoria da aceitabilidade dos pratos pelos pacientes?
5. Como as técnicas gastronômicas básicas podem ser adaptadas para atender às necessidades específicas dos pacientes em ambientes hospitalares, considerando restrições alimentares, preferências individuais e necessidades nutricionais?

Questões para reflexão

1. Como as técnicas gastronômicas podem influenciar a aceitação e o prazer dos pacientes com relação às refeições hospitalares?
2. Qual é a importância da aliança entre chefs de cozinha e nutricionistas na gastronomia hospitalar?
3. Como as dietas hospitalares podem ser adaptadas para incluir o uso de ervas aromáticas, flores comestíveis e cortes diferenciados, a fim de tornar as refeições mais atraentes e nutritivas?
4. Quais são os desafios enfrentados ao incorporar técnicas culinárias e ingredientes diferenciados em dietas hospitalares restritas, como aquelas destinadas a pacientes com restrições alimentares ou condições médicas específicas?
5. Como a utilização de técnicas gastronômicas inovadoras e ingredientes diversificados pode promover a melhoria contínua da oferta alimentar em ambientes hospitalares, atendendo às demandas crescentes por refeições mais saudáveis, atraentes e personalizadas?

Considerações finais

Nesta obra, demonstramos que é inegável a importância de uma alimentação adequada durante o período de hospitalização. Uma dieta corretamente planejada auxilia na recuperação dos pacientes, na prevenção de complicações e na redução do tempo de internação.

A gastronomia hospitalar, embora ainda seja um campo pouco explorado, apresenta um potencial imenso para aprimorar a experiência do paciente durante sua estadia no hospital. Por meio da aplicação de técnicas gastronômicas, é possível transformar as refeições hospitalares em pratos mais atrativos, saborosos e nutritivos, contribuindo diretamente para a recuperação e o bem-estar dos pacientes.

A humanização no ambiente hospitalar também aumenta a qualidade da alimentação oferecida. Por meio da gastronomia hospitalar, é possível criar uma experiência mais agradável e acolhedora para os pacientes e seus familiares, contribuindo para a humanização do atendimento e tornando a estadia no hospital menos traumática.

Para garantir o sucesso da gastronomia hospitalar, é essencial que a equipe envolvida na produção e na distribuição das refeições esteja comprometida com a qualidade e a segurança alimentar. O cumprimento das normas e dos protocolos estabelecidos pelos órgãos regulatórios é fundamental para assegurar que os pacientes recebam uma alimentação adequada e saudável.

Ao longo deste livro, fornecemos informações e orientações valiosas para profissionais da área da saúde, gastronomia, nutrição e hotelaria hospitalar que desejam aprimorar a qualidade das refeições hospitalares e contribuir para a melhoria da experiência do paciente no ambiente hospitalar. Por meio desse conhecimento, esperamos que seja possível estabelecer novos padrões de excelência na alimentação hospitalar, melhorando significativamente a qualidade de vida dos pacientes e contribuindo para sua pronta recuperação.

Lista de siglas

ABNT – Associação Brasileira de Normas Técnicas

Anvisa – Agência Nacional de Vigilância Sanitária

BPF – Boas práticas de fabricação

BPUA – Boas práticas em Unidade de Alimentação

Ceasa – Central de abastecimento

CFN – Conselho Federal de Nutricionistas

COE – Código de Obras e Edificações

CRN – Conselho Regional de Nutricionistas

DM – Diabetes *mellitus*

DRI – *Dietary Reference Intakes*

Ebserh – Empresa Brasileira de Serviços Hospitalares

FTP – Ficha técnica da preparação

IC – Índice de cocção

IDR – Ingestão Dietética de Referência

Inmetro – Instituto Nacional de Metrologia, Qualidade e Tecnologia

IPC – Indicador de parte comestível

IRA – Insuficiência renal aguda

OMS – Organização Mundial da Saúde

PAT – Programa de Alimentação do Trabalhador

PB – Peso bruto

PET-CT – Tomografia computadorizada por emissão de pósitrons

PL – Peso líquido

RDC – Resolução da Diretoria Colegiada

RP – Receita-padrão

SAN – Segurança Alimentar e Nutricional

SND – Serviço de Nutrição e Dietética

TCM – Triglicerídeos de cadeia média

TND – Técnico de nutrição e dietética

UAN – Unidade de Alimentação e Nutrição

VET – Valor energético total

Referências

ABNT – Associação Brasileira de Normas Técnicas. **NBR 8995-1**: Iluminação de ambientes de trabalho – Parte 1: interior. Rio de Janeiro, 2013.

ALVES, C. A. et al. Hospitalidade, experiências e emoções. **Turismo – Visão e Ação**, Balneário Camboriú, v. 21, n. 3, p. 373-398, set./dez. 2019. Disponível em: <https://www.scielo.br/j/tva/a/k4h4cR6ggSthCWp4f7r9Qpc/?lang=pt>. Acesso em: 28 dez. 2023.

ALENCAR, M. L. A. (Org.). **Manual de dietas**: Módulo 1 – Padronização de dietas para produção e distribuição de refeições. Universidade Federal de Santa Catarina. Hospital Universitário, Unidade de Nutrição Clínica. Florianópolis: HU/UFSC, 2019.

AZEVEDO, E. Alimentação, sociedade e cultura: temas contemporâneos. **Sociologias**, Porto Alegre, ano 19, n. 44, p. 276-307, jan./abr. 2017. Disponível em: <https://www.scielo.br/j/soc/a/jZ4t5bjvQVqqXdNYn9jYQgL/?format=pdf>. Acesso em: 28 dez. 2023.

BACKES, D. S.; LUNARDI FILHO, W. D.; LUNARDI, V. L. O processo de humanização do ambiente hospitalar centrado no trabalhador. **Revista da Escola de Enfermagem da USP**, v. 40, n. 2, p. 221-227, jun. 2006. Disponível em: <https://www.scielo.br/j/reeusp/a/g6Rdkby5bkgyzFM6VzCRFVC/>. Acesso em: 28 dez. 2023.

BASTOS, C. S. P. (Comp.). **Cartilha sobre boas práticas para manipulador de alimentos**. 2015. (Médico Veterinário Sanitarista, v. II). Disponível em: <https://ovigilantesanitario.files.wordpress.com/2015/06/cartilha-sobre-boas-prc3a1ticas-para-manipulador-de-alimentos-volume-ii1.pdf>. Acesso em: 10 jan. 2024.

BEZERRA, I. M. P.; SORPRESO, I. C. E. Conceitos de saúde e movimentos de promoção da saúde em busca da reorientação de práticas. **Journal of Human Growth and Development**, São Paulo, v. 26, n. 1, p. 11-20, 2016. Disponível em: <http://pepsic.bvsalud.org/scielo.php?pid=S0104-12822016000100002&script=sci_arttext&tlng=pt>. Acesso em: 28 dez. 2023.

BRAGA, R. M. M. **Gestão da gastronomia**: custos, formação de preços, gerenciamento e planejamento do lucro. 3. ed. São Paulo: Senac, 2012.

BRASIL. Ministério da Economia. Secretaria Especial de Previdência e Trabalho. Portaria n. 1.066, de 23 de setembro de 2019. Aprova a nova redação da Norma Regulamentadora nº 24–Condições de Higiene e Conforto nos Locais de Trabalho. **Diário Oficial da União**, 24 set. 2019. Disponível em: <https://www.in.gov.br/en/web/dou/-/portaria-n-1.066-de-23-de-setembro-de-2019-217773245>. Acesso em: 28 dez. 2023.

BRASIL. Ministério da Saúde. Agência Nacional de Vigilância Sanitária. Resolução n. 216, de 15 de setembro de 2004. **Diário Oficial da União**, 16 set. 2004. Disponível em: <https://bvsms.saude.gov.br/bvs/saudelegis/anvisa/2004/res0216_15_09_2004.html>. Acesso em: 23 out. 2023.

BRASIL. Ministério da Saúde. Portaria n. 1.428, de 26 de novembro de 1993. Regulamento Técnico para Inspeção Sanitária de Alimentos, Diretrizes para o Estabelecimento Boas Práticas de Produção e de Prestação de Serviço na Área de Alimentos e o Regulamento Técnico para o Estabelecimento de Padrões de Identidade e Qualidade para Serviços e Produtos na Área de Alimentos. **Diário Oficial da União**, 2 dez. 1993. Disponível em: <https://bvsms.saude.gov.br/bvs/saudelegis/gm/1993/prt1428_26_11_1993.html>. Acesso em: 28 dez. 2023.

BRASIL. Ministério da Saúde. Secretaria de Atenção à Saúde. Departamento de Atenção Básica. **Guia alimentar para a população brasileira**. 2. ed. Brasília, 2014. Disponível em: <https://bvsms.saude.gov.br/bvs/publicacoes/guia_alimentar_populacao_brasileira_2ed.pdf>. Acesso em: 28 dez. 2023.

BRASIL. Ministério da Saúde. Secretaria de Atenção à Saúde. Departamento de Atenção Especializada e Temática. **Manual de terapia nutricional na atenção especializada hospitalar no âmbito do Sistema Único de Saúde – SUS**. Brasília, 2016. Disponível em: <https://bvsms.saude.gov.br/bvs/publicacoes/manual_terapia_nutricional_atencao_especializada.pdf>. Acesso em: 28 dez. 2023.

BRASIL. Ministério da Saúde. Secretaria de Vigilância Sanitária. Portaria n. 326, de 30 de julho de 1997. **Diário Oficial da União**, 1º ago. 1997. Disponível em: <https://www.gov.br/agricultura/pt-br/assuntos/inspecao/produtos-vegetal/legislacao-de-produtos-origem-vegetal/biblioteca-de-normas-vinhos-e-bebidas/portaria-no-326-de-30-de-julho-de-1997.pdf/view>. Acesso em: 28 dez. 2023.

BRASIL. Ministério do Trabalho e Previdência. Portaria n. 1.846, de 1º de julho de 2022. Aprova a nova redação da Norma Regulamentadora nº 13–Caldeiras, Vasos de Pressão, Tubulações e Tanques Metálicos de Armazenamento. **Diário Oficial da União**, 4 jul. 2022. Disponível em: <https://www.gov.br/trabalho-e-emprego/pt-br/assuntos/inspecao-do-trabalho/seguranca-e-saude-no-trabalho/sst-portarias/2022/portaria-mtp-n-o-1-846-nova-nr-13-_retificada.pdf/view>. Acesso em: 28 dez. 2023.

CAVALCANTE, I. C. O. da S.; FERREIRA, L. V. F. A importância da hospitalidade e qualidade dos serviços na hotelaria hospitalar. **RTC – Revista de Turismo Contemporâneo**, Natal, v. 6, n. 1, p. 41-65, jan./jun. 2018. Disponível em: <https://periodicos.ufrn.br/turismocontemporaneo/article/view/8564>. Acesso em: 28 dez. 2023.

CFN – Conselho Federal de Nutricionistas. **Resolução CFN n. 600**, de 25 de fevereiro de 2018. Disponível em: <http://sisnormas.cfn.org.br:8081/viewPage.html?id=600>. Acesso em: 10 mar. 2023.

CHAVES, L. D. P. et al. Governança, higiene e limpeza hospitalar: espaço de gestão do enfermeiro. **Texto & Contexto – Enfermagem**, Florianópolis, v. 24, n. 4, p. 1166-1174, out./dez. 2015. Disponível em: <https://www.scielo.br/j/tce/a/FsMPdFwH3qCgdPtRvFrHskg/abstract/?lang=pt>. Acesso em: 28 dez. 2023.

DEMÁRIO, R. L.; SOUSA, A. A.; SALLES, R. K. Comida de hospital: percepções de pacientes em um hospital público com proposta de atendimento humanizado. **Ciência & Saúde Coletiva**, v. 15, p. 1275-1282, jun. 2010. Disponível em: <https://www.scielo.br/j/csc/a/L6dDBPhqKxhZwjk9CFzVvHN/abstract/?lang=pt>. Acesso em: 28 dez. 2023.

DIEZ-GARCIA, R. W.; PADILHA, M.; SANCHES, M. Alimentação hospitalar: proposições para a qualificação do Serviço de Alimentação e Nutrição, avaliadas pela comunidade científica. **Ciência & Saúde Coletiva**, v. 17, n. 2, p. 473-480, fev. 2012. Disponível em: <https://www.scielo.br/j/csc/a/Z5T8Xh9z4V4p4grcSwjTJrL/abstract/?lang=pt>. Acesso em: 28 dez. 2023.

DOMENE, S. M. Á. **Técnica dietética**: teoria e aplicações. 2. ed. Rio de Janeiro: Guanabara Koogan, 2018.

EBSERH – Empresa Brasileira de Serviços Hospitalares. **Processos & práticas hotelaria hospitalar**. 2. ed. Brasília, 2016. Disponível em: <https://www.gov.br/ebserh/pt-br/acesso-a-informacao/institucional/legislacao-e-normas/hotelaria/publicacoes-tecnicas/caderno-de-processos-e-praticas-de-hotelaria-hospitalar/view>. Acesso em: 28 dez. 2023.

ETO, T. C. T. **Planejamento e organização de UAN**. Londrina: Editora e Distribuidora Educacional S.A., 2019.

FERREIRA, D.; GUIMARÃES, T. G.; MARCADENTI, A. Aceitação de dietas hospitalares e estado nutricional entre pacientes com câncer. **Einstein**, v. 11, n. 1, p. 41-46, 2013. Disponível em: <https://www.scielo.br/j/eins/a/sc58CfXBvzfBP93Lgxrr5yy/>. Acesso em: 28 dez. 2023.

FIDELIX, M. S. P. (Org.). **Manual orientativo**: sistematização do cuidado de nutrição. São Paulo: Asbran, 2014.

FISCHER, C. da C. et al. Estratégias gastronômicas para melhorar a aceitabilidade de dietas hospitalares: uma breve revisão. **Research, Society and Development**, v. 10, n. 5, 2021. Disponível em: <https://rsdjournal.org/index.php/rsd/article/download/15138/13557/196513>. Acesso em: 28 dez. 2023.

GARCIA, R. W. D. A dieta hospitalar na perspectiva dos sujeitos envolvidos em sua produção e em seu planejamento. **Revista de Nutrição**, Campinas, v. 19, n. 2, p. 129-144, mar./abr. 2006. Disponível em: <https://www.scielo.br/j/rn/a/P4y8McwpXRcRdJsKwbYSrQk/abstract/?lang=pt>. Acesso em: 28 dez. 2023.

GISSLEN, W. **Culinária Profissional/Le Cordon Bleu**. Tradução de Lorecy Sacavarazzini et al. 6. ed. Barueri: Manole, 2012.

GODOY, A. M.; LOPES, D. A.; GARCIA, R. W. D. Transformações socioculturais da alimentação hospitalar. **História, Ciências, Saúde – Manguinhos**, Rio de Janeiro, v. 14, n. 4, p. 1197-1215, out./dez. 2007. Disponível em: <https://www.scielo.br/j/hcsm/a/DTsGBkYfHDfqSdHtVzgvXjL/>. Acesso em: 28 dez. 2023.

INSTITUTO AMERICANO DE CULINÁRIA. **Chef profissional**. Tradução Renata Lucia Bottini. São Paulo: Senac, 2009.

KLOTZ-SILVA, J.; PRADO, S. D.; SEIXAS, C. M. Comportamento alimentar no campo da alimentação e nutrição: do que estamos falando? **Physis – Revista de Saúde Coletiva**, Rio de Janeiro, v. 26, n. 4, p. 1103-1123. 2016. Disponível em: <https://www.scielo.br/j/physis/a/x5WJmK7CFRGXq4SgKLYRSry/abstract/?lang=pt>. Acesso em: 28 dez. 2023.

KÖVESI, B. et al. **400 g:** técnicas de cozinha. São Paulo: Companhia Editora Nacional, 2007.

LAMBERT, J. Nutrition in Overseas Aid: the Investors' Perspective. **Proceedings of the Nutrition Society**, v. 54, n. 2, p. 357-360, 1995.

LEANDRO-MERHI, V. A. et al. Perda de peso hospitalar, dieta prescrita e aceitação de alimentos. **ABCD – Arquivos Brasileiros de Cirurgia Digestiva**, v. 28, n. 1, p. 8-12, 2015. Disponível em: <https://www.scielo.br/j/abcd/a/DFwKMTZ3v44Q5crhfwG9LRL/?lang=pt&format=pdf>. Acesso em: 28 dez. 2023.

LE CORDON BLEU. **Fundamentos culinários:** os chefs de Le Cordon Bleu. São Paulo: Cengage Learning, 2011.

LIMA, E. da S. Quantidade, qualidade, harmonia e adequação: princípios-guia da sociedade sem fome em Josué de Castro. **História, Ciências, Saúde – Manguinhos**, Rio de Janeiro, v. 16, n. 1, p. 171-194, jan./mar. 2009. Disponível em: <https://www.scielo.br/j/hcsm/a/6XcRm8sRHXM4jZXHDtM9jKK/abstract/?lang=pt>. Acesso em: 28 dez. 2023.

MARQUES, M.; PINHEIRO, M. T. A Influência da qualidade da hotelaria hospitalar na contribuição da atividade curativa do paciente. **Revista Anagrama – Revista Interdisciplinar da Graduação**, ano 2, n. 3, mar./maio 2009. Disponível em: <https://www.revistas.usp.br/anagrama/article/download/35378/38098/41670>. Acesso em: 28 dez. 2023.

NASSIF, N. et al. Awareness of Lebanese Pediatricians Regarding Children's Oral Health. **International Journal of Clinical Pediatric Dentistry**, v. 10, n. 1, p. 82-88, jan./mar. 2017.

PASCOAL, M. M.; SOUZA, V. A inserção da hotelaria nos hospitais públicos. **Rease – Revista Ibero-Americana de Humanidades, Ciências e Educação**, São Paulo, v. 7, n. 6, jun. 2021. Disponível em: <https://periodicorease.pro.br/rease/article/view/1367>. Acesso em: 28 dez. 2023.

PEREIRA, G. S.; PEREIRA, S. S. A importância da qualidade do serviço na gestão hospitalar. **Revista Eletrônica Atualiza Saúde**, Salvador, v. 1, n. 1, jan./jun. 2015. Disponível em: <https://atualizarevista.com.br/wp-content/uploads/2015/01/A-IMPORTANCIA-DA-QUALIDADE-DO-SERVICO-NA-GESTAO-HOSPITALAR-REVISTA-ATUALIZA-SAUDE-N1-V1.pdf>. Acesso em: 28 dez. 2023.

PHILIPPI, S. T. **Nutrição e técnica dietética**. 4. ed. São Paulo: Manole, 2019.

PHILIPPI, S. T.; AQUINO, R. de C. **Dietética**: Princípios para o planejamento de uma alimentação saudável. São Paulo: Manole, 2015.

RIBEIRO, I. E. et al. Aceitabilidade de dieta hospitalar em pacientes internados em hospitais públicos e privados. **Brazilian Journal of Health Review**, Curitiba, v. 5, n. 5, p. 20112-20124, set./out. 2022. Disponível em: <https://ojs.brazilianjournals.com.br/ojs/index.php/BJHR/article/view/52695>. Acesso em: 28 dez. 2023.

RIEGEL, F. et al. Desenvolvendo o pensamento crítico no ensino de Enfermagem: um desafio em tempos de pandemia de Covid-19. **Escola Anna Nery**, v. 25, p. 1-5, 2021. Disponível em: <https://www.scielo.br/j/ean/a/RXP6dgjwt96FYg8gjFq7TJg/>. Acesso em: 28 dez. 2023.

RIOS, I. C. Humanização: a essência da ação técnica e ética nas práticas de saúde. **Revista Brasileira de Educação Médica**, v. 33, n. 2, p. 253-261, abr. 2009. Disponível em: <https://www.scielo.br/j/rbem/a/LwsQggyXBqqf8tW6nLd9N6v/abstract/?lang=pt>. Acesso em: 28 dez. 2023.

SANTOS, V. F. N. et al. Avaliação da conformidade de capacidade volumétrica de caçarolas e caldeirões frente às especificações do fabricante e a legislação brasileira. **Demetra**, v. 11, n. 1, p. 1261-1276, 2016. Disponível em: <https://www.e-publicacoes.uerj.br/index.php/demetra/article/download/21085/19453>. Acesso em: 28 dez. 2023.

SÃO PAULO (Estado). Secretaria de Estado da Saúde. Centro de Vigilância Sanitária. Portaria n. 5, de 9 de abril de 2013. **Diário Oficial [do] Estado de São Paulo**, 19 abr. 2013. Disponível em: <https://cvs.saude.sp.gov.br/up/PORTARIA%20CVS-5_090413.pdf>. Acesso em: 28 dez. 2023.

SILVA, A. D. C.; SILVA, R. de S.; GARCIA, L. R. S. Benefícios da gastronomia no serviço hospitalar: uma revisão de literatura. **Carpe Diem – Revista Cultural e Científica do UNIFACEX**, v. 17, n. 1, 2019. Disponível em: <https://periodicos.unifacex.com.br/Revista/article/view/1072>. Acesso em: 28 dez. 2023.

SILVA, F. P.; TAVARES, J. F. Nutrição e gastronomia: aliados no bem-estar e na recuperação de pacientes hospitalizados. **Revista Diálogos em Saúde**, v. 2, n. 2, p. 36-52, jul./dez. 2019. Disponível em: <https://periodicos.iesp.edu.br/index.php/dialogosemsaude/article/view/369>. Acesso em: 28 dez. 2023.

SILVA, K. S.; CARNEIRO, A. C. L. L.; CARDOSO, L. de M. Práticas ambientalmente sustentáveis em unidades de alimentação e nutrição hospitalares. **Brazilian Journal of Food Technology**, Campinas, v. 25, p. 1-11, 2022. Disponível em: <https://www.scielo.br/j/bjft/a/hKTFnSVwDJmh6f7sNXCNVcx/>. Acesso em: 28 dez. 2023.

SOUSA, A. A.; GLORIA, M. S.; CARDOSO, T. S. Aceitação de dietas em ambiente hospitalar. **Revista de Nutrição**, Campinas, v. 24, n. 2, p. 287-294, mar./abr. 2011. Disponível em: <https://www.scielo.br/j/rn/a/hNxmKnkqQsbvYmtn6YvB6WJ/>. Acesso em: 28 dez. 2023.

SOUZA, L. V.; MARSI, T. C. de O. Importância da ficha técnica em UANs: produção e custos de preparações/refeições. **Journal of the Health Sciences Institute**, São Paulo, v. 33, n. 3, p. 248-253, 2015. Disponível em: <https://repositorio.unip.br/wp-content/uploads/2020/12/V33_n3_2015_p248a253-1.pdf>. Acesso em: 30 dez. 2023.

SOUZA, M. D.; NAKASATO, M. A gastronomia hospitalar auxiliando na redução dos índices de desnutrição entre pacientes hospitalizados. **O Mundo da Saúde**, São Paulo, v. 35, n. 2, p. 208-214, 2011. Disponível em: <https://bvsms.saude.gov.br/bvs/artigos/gastronomia_hospitalar_auxiliando_reducao_desnutricao_pacientes.pdf>. Acesso em: 28 dez. 2023.

TEICHMANN, L. et al. Fatores de risco associados ao sobrepeso e à obesidade em mulheres de São Leopoldo, RS. **Revista Brasileira de Epidemiologia**, v. 9, n. 3, p. 360-373, 2006. Disponível em: <https://www.scielo.br/j/rbepid/a/yDKQd8TYhqVBrKPNVDPBxWD/abstract/?lang=pt>. Acesso em: 30 dez. 2023.

TEIXEIRA, S. et al. **Administração aplicada:** Unidades de Alimentação e Nutrição. São Paulo: Atheneu, 2001.

VASCONCELLOS, F.; CAVALCANTI, E.; BARBOSA, L. **Menu:** como montar um cardápio eficiente. São Paulo: Roca, 2002.

Respostas

Capítulo 1

Questões para revisão
1. c
2. c
3. c
4. A gastronomia hospitalar pode ser uma aliada na recuperação dos pacientes internados ao oferecer refeições saborosas, equilibradas e adequadas a suas necessidades nutricionais. Alimentos bem-preparados e bem-apresentados podem aumentar a aceitação das refeições pelos pacientes, contribuindo para a melhoria do seu estado nutricional, de sua recuperação e de sua resposta ao tratamento.
5. Algumas estratégias culinárias utilizadas em hospitais para melhorar a qualidade das refeições oferecidas aos pacientes incluem: utilização de ingredientes frescos e de qualidade; variedade de opções de refeições, levando em conta as necessidades e preferências dos pacientes; adequação das preparações às necessidades nutricionais dos pacientes; preparo das refeições em pequenas quantidades e em momentos próximos à hora da refeição para garantir a qualidade e a temperatura adequada; utilização de técnicas de cocção que preservem o sabor e a textura dos alimentos, como o cozimento a vapor ou grelhado; decoração e apresentação das refeições de forma atraente e apetitosa.

Questões para reflexão

1. O nutricionista avalia as necessidades nutricionais dos pacientes e elabora dietas e cardápios adequados às suas condições clínicas. Além disso, o nutricionista garante a qualidade e a segurança dos alimentos oferecidos aos pacientes, e orienta a equipe de cozinha sobre técnicas culinárias adequadas.
2. As técnicas culinárias podem ser adaptadas para garantir a segurança alimentar nos hospitais mediante medidas preventivas, como a higienização correta dos alimentos e utensílios, o controle da temperatura dos alimentos e o treinamento adequado da equipe de cozinha. Além disso, as técnicas culinárias podem ser adaptadas para evitar o uso de ingredientes que possam representar riscos para a saúde dos pacientes.
3. A humanização do serviço de alimentação e nutrição nos hospitais pode impactar positivamente a recuperação dos pacientes, pois contribui para a promoção do bem-estar físico e emocional destes. Quando o serviço de alimentação e nutrição é humanizado, o paciente se sente mais acolhido e valorizado, o que pode aumentar sua confiança no tratamento e sua adesão às orientações nutricionais.
4. A gastronomia hospitalar pode ser um diferencial competitivo entre as instituições de saúde ao oferecer refeições saborosas, nutritivas e adequadas às necessidades dos pacientes. Instituições que investem em gastronomia hospitalar de qualidade podem aumentar a satisfação dos pacientes e de seus familiares, o que contribui para a imagem positiva da instituição no mercado.
5. Alguns dos desafios enfrentados pelos profissionais de alimentação e nutrição para garantir a qualidade da gastronomia hospitalar incluem o necessário atendimento às necessidades nutricionais específicas de cada paciente, a garantia da segurança alimentar em ambientes hospitalares, a dificuldade em oferecer variedade de opções em razão das restrições dietéticas e da necessidade de adequação dos cardápios para atender a diferentes perfis de pacientes.

Além disso, os profissionais de alimentação e nutrição devem lidar com a pressão financeira e a limitação de recursos em muitas instituições de saúde.

Capítulo 2

Questões para revisão
1. c
2. e
3. a
4. A RDC n. 216/2004 estabelece requisitos como: *layout* adequado da UAN, higiene pessoal dos manipuladores, controle de pragas, controle de qualidade da água, controle de temperatura dos alimentos, procedimentos de higienização e sanitização, manipulação correta dos alimentos, armazenamento adequado, além de diretrizes para a capacitação e o treinamento da equipe, documentação e registros.
5. Entre os benefícios diretos da aplicação das boas práticas de fabricação em UANs hospitalares, podem ser citados: garantia da segurança alimentar, prevenindo doenças transmitidas por alimentos aos pacientes; manutenção da qualidade dos alimentos, preservando seu valor nutricional e sabor; e conformidade com as normas e regulamentações sanitárias, evitando possíveis sanções legais e danos à reputação da instituição.

Questões para reflexão
1. As boas práticas de fabricação (BPF) são fundamentais para prevenir a contaminação dos alimentos, evitando doenças transmitidas por estes aos pacientes hospitalizados. Elas estabelecem diretrizes de higiene, manipulação correta dos alimentos, controle de temperatura, entre outros aspectos essenciais para assegurar a segurança alimentar.

2. As cozinhas hospitalares oferecem refeições balanceadas e personalizadas, atendendo às necessidades dietéticas e restrições alimentares de cada paciente. Por meio da dietoterapia, é possível promover a recuperação, proporcionar a ingestão adequada de nutrientes e melhorar a experiência alimentar dos pacientes.
3. O serviço de copa contribui para a garantia da segurança alimentar em uma cozinha hospitalar. Os copeiros montam e servem as refeições, seguindo rigorosamente as boas práticas de manipulação de alimentos. Além disso, auxiliam no controle de qualidade, verificando o estado dos alimentos, a temperatura adequada e garantindo que as refeições cheguem aos pacientes de forma segura e adequada.
4. A segurança alimentar em uma cozinha hospitalar é crucial para prevenir doenças transmitidas por alimentos que possam agravar o quadro clínico dos pacientes. Ao garantir a qualidade e a segurança dos alimentos, evitando a contaminação microbiológica, química ou física, contribui-se para a recuperação eficaz e a saúde dos pacientes hospitalizados.
5. A dietoterapia é a adaptação da alimentação de acordo com as necessidades de cada paciente, considerando suas condições clínicas e as prescrições médicas. Uma cozinha hospitalar que pratica a dietoterapia de forma adequada fornece refeições balanceadas, adequadas em nutrientes e em conformidade com as orientações médicas, auxiliando na recuperação dos pacientes e no gerenciamento de suas condições de saúde.

Capítulo 3

Questões para revisão
1. c
2. e
3. c

4. Uma dieta hospitalar para pacientes com disfagia deve ter consistência modificada, com texturas adaptadas para facilitar a deglutição, como alimentos triturados, pastosos ou líquidos espessados. Além disso, deve ser nutritiva e balanceada para atender às necessidades do paciente.
5. Alguns dos principais desafios são garantir a segurança alimentar e nutricional do paciente, oferecer opções de alimentos atraentes e saborosos, que atendam a suas restrições alimentares, e assegurar a correta preparação e administração dos alimentos conforme as recomendações específicas para cada paciente com disfagia. Além disso, é importante envolver a equipe multidisciplinar, incluindo nutricionistas, fonoaudiólogos e enfermeiros, para garantir o acompanhamento adequado e os ajustes necessários na dieta.

Questões para reflexão
1. Deve-se implementar uma dieta específica para pacientes com diabetes dentro do ambiente hospitalar porque a alimentação interfere no controle da glicemia e na prevenção de complicações relacionadas à doença. Uma dieta adequada, com controle de carboidratos e distribuição equilibrada de macronutrientes, auxilia no controle da glicemia, na manutenção do peso corporal saudável e na prevenção de picos de glicose que podem impactar negativamente a saúde do paciente.
2. Uma dieta rica em fibras oferece diversos benefícios para pacientes hospitalizados. As fibras auxiliam na regulação do trânsito intestinal, prevenindo a constipação, que é comum em pacientes hospitalizados em razão da imobilidade e do uso de medicamentos. Além disso, as fibras podem ajudar a controlar os níveis de colesterol e a glicemia, reduzir a absorção de gorduras e promover a sensação de saciedade, auxiliando no controle do peso corporal. Uma dieta rica em fibras também contribui para a saúde cardiovascular e pode prevenir doenças como diabetes tipo 2, doenças do intestino e obesidade.

3. É necessário seguir uma dieta específica para o preparo de exames dentro do ambiente hospitalar a fim de garantir resultados precisos e confiáveis. Certos exames requerem que o paciente esteja em jejum ou consuma apenas alimentos específicos, a fim de evitar interferências nos resultados. Ao seguir a dieta recomendada, o paciente facilita a visualização de estruturas internas, a detecção de alterações e a obtenção de informações diagnósticas mais precisas, o que é fundamental para um tratamento adequado.
4. Uma dieta pastosa oferece benefícios importantes para pacientes hospitalizados. Ela é especialmente recomendada para indivíduos com dificuldades de mastigação e deglutição, como pacientes com disfagia ou problemas neurológicos. A consistência pastosa facilita a ingestão de alimentos, tornando-os mais fáceis de mastigar e engolir. Isso ajuda a prevenir riscos de aspiração e engasgos, garantindo uma alimentação segura. Além disso, a dieta pastosa oferece uma variedade de opções nutricionais apropriadas, contribuindo para a manutenção da nutrição adequada durante a estadia hospitalar.
5. Uma dieta hipogordurosa é recomendada no ambiente hospitalar por diversos motivos. Primeiro, uma dieta com baixo teor de gordura é benéfica para pacientes que apresentam problemas de saúde relacionados ao sistema cardiovascular, como doenças cardíacas ou hipertensão arterial. A restrição de gordura ajuda a controlar os níveis de colesterol e reduz o risco de complicações cardiovasculares. Além disso, uma dieta hipogordurosa pode ser indicada para pacientes com doenças do fígado, vesícula biliar ou pâncreas, pois a restrição de gordura auxilia na redução da sobrecarga desses órgãos e na melhora da função hepática.

Capítulo 4

Questões para revisão
1. b
2. d
3. e
4. Na dieta renal, é preciso limitar a ingestão de certos nutrientes, como proteínas, sódio e potássio, para aliviar a carga sobre os rins. Além disso, a restrição de líquidos pode ser necessária. A dieta deve ser personalizada de acordo com as necessidades individuais do paciente, levando em consideração a gravidade da doença renal e outros fatores de saúde.
5. A dieta hipossódica é recomendada para pacientes com condições de saúde que requerem restrição de sódio, como hipertensão arterial, doenças cardiovasculares e insuficiência cardíaca congestiva. O principal objetivo é reduzir a ingestão de sal para controlar a pressão arterial e prevenir a retenção de líquidos. Os princípios a serem seguidos incluem evitar alimentos processados e ricos em sódio, utilizar ervas e especiarias para realçar o sabor dos alimentos, ler rótulos de alimentos, optar por alimentos com baixo teor de sódio e preparar refeições caseiras com ingredientes frescos e naturais.

Questões para reflexão
1. O desenvolvimento de cardápios pode ser influenciado por aspectos culturais e regionais, considerando hábitos alimentares, preferências e restrições alimentares específicas de diferentes grupos de pessoas. Os desafios enfrentados ao adaptar cardápios para atender a essas preferências incluem a diversidade de necessidades alimentares, a disponibilidade de ingredientes específicos, a garantia da adequação nutricional e a manutenção dos padrões de segurança alimentar.
2. Os métodos de análise de cardápios mais utilizados na avaliação da qualidade nutricional e na adequação das refeições incluem a

avaliação da composição nutricional dos alimentos e pratos, a análise de porções e a comparação com diretrizes nutricionais estabelecidas. Essas análises podem contribuir para a melhoria da oferta alimentar em ambientes hospitalares ao identificar deficiências ou excessos nutricionais, permitindo ajustes para fornecer refeições mais equilibradas e adequadas às necessidades dos pacientes.

3. Os principais desafios na elaboração de dietas hospitalares personalizadas para pacientes com necessidades nutricionais específicas incluem a consideração de restrições alimentares, o controle de nutrientes específicos, a garantia da segurança alimentar e a adequação sensorial das refeições. É essencial combinar conhecimentos científicos com técnicas culinárias para garantir a oferta de refeições adequadas, saborosas e atraentes que atendam às restrições e às necessidades individuais dos pacientes.

4. As perspectivas e tendências atuais no desenvolvimento de cardápios hospitalares incluem a demanda por refeições mais saudáveis, sustentáveis e diversificadas. Isso envolve a oferta de opções vegetarianas e veganas, a utilização de ingredientes frescos e locais, o incentivo ao consumo de alimentos integrais e a redução de aditivos e ingredientes processados. A inovação e a tecnologia podem influenciar a oferta alimentar em hospitais por meio de práticas de produção mais eficientes, sistemas de pedidos *on-line* e aplicativos para acompanhamento nutricional.

5. Além dos aspectos nutricionais, outros fatores a serem considerados no desenvolvimento de cardápios hospitalares incluem aspectos sensoriais, apresentação visual dos pratos e a experiência gastronômica como um todo. A oferta de refeições atraentes e saborosas pode melhorar a aceitação e a satisfação dos pacientes, promovendo a ingestão adequada de nutrientes. A atenção à textura dos alimentos, à combinação de sabores, à apresentação estética e ao serviço de refeições adequado são elementos que contribuem para uma experiência gastronômica positiva no ambiente hospitalar.

Capítulo 5

Questões para revisão
1. a
2. d
3. a
4. Algumas das técnicas gastronômicas básicas utilizadas na gastronomia hospitalar incluem o preparo de fundos e caldos, o uso adequado de temperos e especiarias, a utilização de técnicas de cocção adequadas para manter a textura e o sabor dos alimentos e a apresentação visual atrativa dos pratos. Essas técnicas contribuem para realçar o sabor, melhorar a textura, estimular o apetite e aumentar a aceitabilidade dos alimentos pelos pacientes.
5. As técnicas gastronômicas básicas podem ser adaptadas de acordo com as necessidades dos pacientes em ambientes hospitalares, levando em consideração restrições alimentares, preferências individuais e necessidades nutricionais específicas. Isso pode envolver a redução ou a substituição de ingredientes como sal, açúcar e gordura, o uso de temperos e especiarias adequados, o preparo de versões mais leves e saudáveis de molhos e caldos e a utilização de métodos de cocção que preservem os nutrientes e a qualidade dos alimentos. Essas adaptações garantem que os pacientes recebam refeições adequadas e saborosas, de acordo com suas necessidades individuais.

Questões para reflexão
1. As técnicas gastronômicas podem realçar os sabores, as texturas e os aromas dos alimentos, tornando as refeições mais atraentes e saborosas, o que pode contribuir para maior aceitação e prazer dos pacientes.
2. A aliança entre *chefs* de cozinha e nutricionistas é fundamental para garantir que as refeições hospitalares atendam às necessidades

nutricionais dos pacientes, ao mesmo tempo que sejam saborosas e agradáveis ao paladar.
3. O uso de ervas aromáticas, flores comestíveis e cortes diferenciados pode adicionar sabores e cores variados às refeições hospitalares, proporcionando uma experiência gastronômica mais agradável e nutritiva para os pacientes.
4. Os desafios incluem adaptar as técnicas e os ingredientes de acordo com as restrições dietéticas e necessidades nutricionais dos pacientes, garantindo que as refeições sejam seguras, saudáveis e saborosas.
5. A utilização de técnicas gastronômicas inovadoras e ingredientes diversificados permite a criação de refeições que atendam às demandas e expectativas dos pacientes, promovendo a melhoria contínua da oferta alimentar em ambientes hospitalares.

Sobre os autores

Ana Paula Garcia Fernandes dos Santos é mestre em Alimentação e Nutrição (2022) pelo Programa de Pós-Graduação em Alimentação e Nutrição da Universidade Federal do Paraná (UFPR); pós-graduada em Vigilância Sanitária e Controle de Qualidade Aplicado na Produção de Alimentos (2020) pela Pontifícia Universidade Católica do Paraná (PUCPR); e graduada em Nutrição (2018) pela UFPR. Atua como coordenadora do curso de Gastronomia do Centro Universitário Internacional Uninter. É conselheira do Conselho Regional de Nutricionistas da 8ª Região (CRN-8).

Alisson David Silva é doutorando pelo Programa de Ciências Farmacêuticas da Universidade Federal do Paraná (UFPR); mestre em Alimentação e Nutrição (2020) também pela UFPR; especialista em Nutrição Esportiva (2018) pelas Faculdades Integradas Espírita; graduado em Nutrição (2019) também pela Faculdade Integrada Espírita e em Agronomia (2010) pela Pontifícia Universidade Católica do Paraná (PUCPR). É professor do curso de Nutrição do Centro Universitário Internacional Uninter.

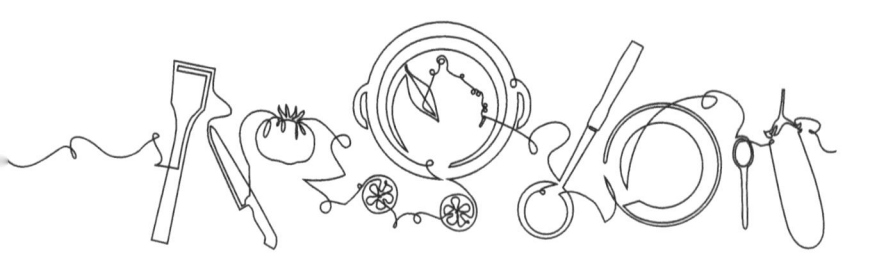

Impressão:
Janeiro/2025